T0145010

Instrumente des Care und Case Management Prozesses

Ingrid Kollak · Stefan Schmidt

Instrumente des Care und Case Management Prozesses

3. Auflage

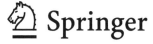

Ingrid Kollak
Berliner Institut für
gesundheitliche Arbeit (BIgA)
Berlin, Deutschland

Stefan Schmidt
Hochschule Neubrandenburg
Neubrandenburg, Mecklenburg-
Vorpommern, Deutschland

ISBN 978-3-662-67050-7   ISBN 978-3-662-67051-4   (eBook)
https://doi.org/10.1007/978-3-662-67051-4

Die Deutsche Nationalbibliothek verzeichnet diese Publikation in der Deutschen
Nationalbibliografie; detaillierte bibliografische Daten sind im Internet über
https://dnb.d-nb.de abrufbar.

Planung/Lektorat: Sarah Busch
Springer ist ein Imprint der eingetragenen Gesellschaft Springer-Verlag GmbH,
DE und ist ein Teil von Springer Nature.
Die Anschrift der Gesellschaft ist: Heidelberger Platz 3, 14197 Berlin, Germany

Vorwort zur dritten Auflage

Wir freuen uns sehr, die dritte, überarbeitete und erweiterte Fassung von Instrumente des Care und Case Management Prozesses vorlegen zu können. Diese neue Auflage bietet einen grundlegend anderen Aufbau der Kapitel und stellt weitere Instrumente des Case Management Prozesses vor.

Die komplette Neustrukturierung des Buchs ist sinnvoll, weil unsere ursprüngliche Absicht, in einem Kapitel am Ende des Buchs alle Abbildungen und Tabellen noch einmal groß als Vordrucke abzubilden, aus technischen Gründen nicht möglich ist. Darum beschreiben wir in dieser Neufassung alle Instrumente ausführlich und in möglichst großer Abbildung in der für sie am besten geeigneten Phase des Case Management Prozesses. Wir möchten damit weiterhin zu ihrer Anwendung in der Praxis anregen und ihre Tauglichkeit noch deutlicher im Kontext von Intake, Assessment, Ziel- und Hilfeplanung, Umsetzung und Monitoring sowie Evaluation herausstellen. Wir tun dies ausdrücklich, um zu ihrer praktischen Nutzung zu motivieren und freuen uns, wenn dieses Buch als Quelle genannt wird.

Unser Grundverständnis von Instrumenten ist unverändert geblieben. Unter Instrumenten verstehen wir sowohl Mittel und Materielles, wie Abbildungen, Dokumentationshilfen, Patiententagebücher etc. als auch Strategien, nützliche Kenntnisse und Praktiken, wie (Selbst-)Reflexionen, leitfadengestützte Gespräche, Wege zu neuen Perspektiven usw.

Dieses Instrumente-Buch bleibt weiterhin eine gute Ergänzung unseres ebenfalls aktualisierten und erweiterten

Buchs „Fallübungen Care und Case Management" (Kollak und Schmidt 2023, 3. Auflage). In ihm gibt es weitere, neue Fälle mit dem dazugehörigen Case Management. Somit liegen nun insgesamt sechs ausgearbeitete Fälle des Care und Case Managements vor: drei Akutfälle, zwei Kurzzeitfälle sowie ein Fall zunehmender Pflegebedürftigkeit. Für diese Fälle gibt es genaue Beschreibungen der Krankheitsverläufe und des Care und Case Managements aller Phasen sowie die dazugehörigen Instrumente.

Auch bei dieser dritten Auflage haben wir Rückmeldungen und Anregungen aus Beratungs- und Koordinierungsstellen, Seminaren, Weiterbildungen und Konferenzen aufgegriffen. Wir begrüßen ausdrücklich mündliche und schriftliche Kommentare und Rezensionen und hoffen, Sie in unseren Weiterbildungen, Konferenzworkshops und Buchvorstellungen zu treffen.

Juni 2023   Ingrid Kollak
                                                 Stefan Schmidt

Inhaltsverzeichnis

.

Charakteristiken des Case Management Prozesses, seine Phasen und seine Instrumente im Überblick

Inhaltsverzeichnis

Das Care und Case Management ist ein Verfahren. Wir benutzen den Begriff des Verfahrens, um deutlich zu machen, dass es im Care und Case Management nicht um die Anwendung einer Methode durch einzelne Personen geht. Vielmehr wirken im Care und Case Management mehrere Akteure und Organisationen zusammen, nutzen dazu vereinbarte Instrumente, besitzen ein eigenes professionelles Verständnis und teilen eine gemeinsame Haltung. Das Verfahren des Care und Case Managements fördert die Selbstsorge von Patient*innen und richtet sich an definierte Zielgruppen.

© Springer-Verlag GmbH Deutschland, ein Teil von Springer Nature 2023
I. Kollak und S. Schmidt, *Instrumente des Care und Case Management Prozesses,*
https://doi.org/10.1007/978-3-662-67051-4_1

Care und Case Management

- ist ein aktivierendes Verfahren für definierte Zielgruppen in den unterschiedlichen Sektoren der Gesundheits- und Sozialhilfe
- sichert die Kontinuität der Versorgung und überschreitet dafür strukturelle und organisatorische Grenzen und verbindet Professionen und Dienste miteinander
- hat eine ganzheitliche Sicht auf Patient*innen und deren soziales Umfeld
- ist lösungs- und zielorientiert und stellt Patient*innen und deren Ressourcen und Stärken in den Mittelpunkt, um vereinbarte Ziele zu erreichen
- sichert Qualität durch eine geplante und kontinuierliche Versorgung, die gemeinsam von Patient*innen und Case Manager*innen evaluiert wird

1.1 Netzwerkarbeit (Care Management Ebene)

Das Case Management findet in einem Netzwerk, einem geregelten Verbund von informellen und formellen Helfern sowie Organisationen statt. Das heißt, ein Fall mit seinem Case Management ist eingebettet in einem Versorgungssystem, von dem als Netzwerk oder Care Management gesprochen wird. Darum heißt es Care und Case Management.

Case Management spricht die Fallebene und Care Management die Systemebene an. Die tragende Idee ist das vernetzte Arbeiten, das für eine individuelle Versorgung von Patient*innen die Bedingungen reflektiert und die Angebote des Systems nutzt.

In einem solchen Netzwerk wirken Betroffene, Case Manager*innen und Akteure zusammen, um definierte Ziele zu erreichen. Der Prozess wird von Personen, Organisationen sowie Organisationsverbünden getragen. Die Mitwirkung erfolgt freiwillig.

Obwohl das Gesundheitssystem viele Angebote vorhält, macht die Aufteilung der Versorgung auf unterschiedliche Sektoren, die über unterschiedliche Quellen finanziert sind und in denen unterschiedliche Berufsgruppen bei mangelnder Absprache und Koordination arbeiten, eine auf einzelne Patient*innen zugeschnittene Versorgung schwierig. Ausgerechnet in einer Zeit der Schwächung wird Patient*innen ein hohes Maß an Kommunikation, Entscheidungs- und Organisationsfähigkeit abverlangt. Da hilft das Verfahren des Case Managements. Denn es ist geeignet, die Bedürfnisse von Patient*innen besser zu decken, unterschiedliche Versorgungsangebote miteinander zu verbinden und die professionelle Arbeit durch die Verknüpfung mit ehrenamtlicher Hilfe und Hilfe von Angehörigen und Freunden wirkungsvoller zu machen. Nicht zuletzt tragen Case Manager*innen mit ihrer Arbeit dazu bei, die Versorgungsleistungen gerechter zu verteilen, indem sie als Fürsprecher ihrer Patient*innen auftreten und Organisationsgrenzen und Informationszugänge ebnen helfen.

Care und Case Management
Findet in einem Netzwerk aller für die Versorgung eines Patienten relevanten informellen und formellen Helfer, Einrichtungen und Organisationen statt.

Damit Case Manager*innen die verantwortungsvolle Aufgabe der Fallsteuerung übernehmen können, müssen die bestehenden Netzwerke der Patient*innen bekannt sein, um diese festigen und ggf. ausbauen zu können. Wie auf der Seite der Patient*innen meistens schon ein Netzwerk besteht, so sollten die Case Manager*innen auf bestehende Netzwerke von Dienstleistern und Organisationen zurückgreifen können.

Es ist wichtig bei der Netzwerkarbeit
- personenunabhängige, schriftlich geregelte und aufeinander abgestimmte Kooperationen mit Partner*innen aus unterschiedlichen Sektoren zu besitzen
- auf bekannte Ansprechpartner*innen und Angebote für definierte Zielgruppen zurückzugreifen
- Leistungszugänge zu pflegen, um Angebote schnell und unkompliziert nutzen zu können
- ein gegenseitiges Verständnis für die Arbeit aller Beteiligten zu entwickeln
- gemeinsam dieselben Ziele zu verfolgen

Ohne ein gutes Care Management kann ein Case Management nicht gelingen. Wer nicht vernetzt ist, sich im System nicht auskennt und nicht über die Sektoren hinweg arbeitet, kann keinen Fall steuern.

1.2   Lösungsorientierung

Das Care und Case Management ist lösungsorientiert und zielgerichtet, verläuft in Phasen und nach vereinbarten Regeln.

Vertreter*innen dieses Ansatzes setzen auf Einfachheit, Unkompliziertheit und Verständlichkeit (Simplicity) in komplexen Situationen und Systemen. Statt alles verstehen, kontrollieren und verändern zu wollen, erachten sie es als hilfreicher, genau zu beobachten und die Anteile an der Arbeit oder am Geschehen zu vergrößern, die funktionieren und erwünscht sind.

Die Ideen von „Simplicity" sind kurzgefasst: Es hilft nicht weiter, ein Problem nur zu verstehen und nicht auch nach Lösungen zu suchen. Ansichten und Meinungen sind dann wichtig, wenn sie zu Handlungen führen. Lücken zu suchen und ideale Lösungen zu benennen, führt zu nichts, wenn nicht bessere Ansätze erkannt, genutzt und ausgebaut werden. Damit gute Lösungen nicht verloren gehen, ist es auch sinnvoll, nach bereits vorhandenen, eventuell außer Mode gekommenen Lösungsansätzen zu schauen. Verständlich zu kommunizieren, ist hilfreich. Nicht zuletzt gilt es, das Spezielle an Fällen zu betrachten und sich überraschen zu lassen und nicht vorschnell Menschen einzuordnen und zu kategorisieren.

Mit folgender Zeichnung lässt sich das Gebot der Lösungs- und Zielorientierung, wie es Steve de Shazer und Insoo Kim Berg formuliert haben, gut veranschaulichen (Abb. 1.1).

REPARIERE NICHT, WAS NICHT KAPUTT IST

FINDE HERAUS, WAS GUT FUNKTIONIERT UND MACH' MEHR DAVON

WENN ETWAS NICHT GUT FUNKTIONIERT, VERSUCH' ETWAS ANDERES

Abb. 1.1   Lösungsorientierung. (Eigene Darstellung)

1.3   Rechte und Pflichten der im Care und Case Management Beteiligten

Eine grundlegende Voraussetzung für ein funktionierendes Care und Case Management ist die Freiwilligkeit. Patient*innen müssen ins Care und Case Management einwilligen. Ebenso haben Case Manager*innen das Recht, eine Fallsteuerung zu beenden, wenn Vereinbarungen nicht eingehalten werden.

Im Care und Case Management gibt es Rechte und Pflichten auf unterschiedlichen Ebenen. Zunächst sei an dieser Stelle auf die Rechte der Pflege-Charta verwiesen, die in acht Artikeln dargelegt sind:

- Artikel 1 Selbstbestimmung und Hilfe zur Selbsthilfe
- Artikel 2 Körperliche und seelische Unversehrtheit, Freiheit und Sicherheit

- Artikel 3 Privatheit
- Artikel 4 Pflege, Betreuung und Behandlung
- Artikel 5 Information, Beratung und Aufklärung
- Artikel 6 Kommunikation, Wertschätzung und Teilhabe an der Gesellschaft
- Artikel 7 Religion, Kultur und Weltanschauung
- Artikel 8 Palliative Begleitung, Selbstbestimmung am Ende des Lebens

Darüber hinaus gibt es im Case Management vertraglich geregelte Rechte und Pflichten (Tab. 1.1).

Tab. 1.1 Vertraglich geregelte Rechte und Pflichten. (Eigene Darstellung)

Rechte der Patient*in	Rechte der Case Manager*in
Bei Entscheidungen über die Organisation der Hilfen	Daten der Patient*in einholen und weiterleiten zu können
Auf individuelle Versorgungs- angebote	Im vereinbarten Rahmen für Patient*in zu sprechen
Auf die Teilnahme an Fall- besprechungen und Hilfeplan- konferenzen	Den Prozess zu beenden, wenn eine aktive Mitwirkung fehlt
Auf Entbindung der Case Manager*in von der Schweigepflicht	
Pflichten der Patient*in	**Pflichten der Case Manager*in**
Den Prozess aktiv mitzugestalten und Entscheidungen mitzutragen	Sorgfältig mit Daten, Informationen umzugehen
Ressourcen einzubringen	Angebote und Optionen verständ- lich zu machen, um Mitwirkung zu
Über Änderungen zu informieren, die Einfluss auf den Prozess haben	ermöglichen
	Bedürfnisse und Interessen der Patient*in in allen Handlungen zu berücksichtigen
	Den gesamten Prozess im Blick zu haben
	Auf absehbare Gefahren und Risiken hinzuweisen und Lösungs- vorschläge zu machen
	Die vereinbarten Leistungen und deren Qualität zu kontrollieren

Nicht zuletzt ist eine strukturierte Kommunikation und Zusammenarbeit notwendig. Dazu sind folgende Fragen sinnvoll

- In welcher Weise sollen Absprachen zwischen Patient*in und Case Manger*in getroffen werden? Z. B.: Persönlich im Gespräch, telefonisch, per Skype oder SMS
- Wie häufig und wann finden Austausch und Ansprachen statt? Z. B. Täglich um 10 Uhr in der ersten Woche, jeden Montag vormittags, nach dem Klinikbesuch
- Wer ist wie erreichbar? Z. B.: „Notfallrufnummer" der Case Manager*in außerhalb der abgesprochenen Zeiten
- Wie lange soll die Vereinbarung fürs Case Management gültig sein? Z. B.: Nach einem Monat (Datum) werden alle Absprachen überprüft
- Unter welchen Umständen können beide Seiten den Vertrag beenden? Z. B.: Wenn ein Konflikt nicht mehr im Rahmen der gegebenen Rechte und vereinbarten Pflichten zu lösen ist

Im Care und Case Management Prozess haben Case Manager*innen viele Kontakte und arbeiten mit vielen formellen und informellen Helfern zusammen. Dabei kann es notwendig sein, dass eine Schweigepflichtentbindung notwendig ist. Case Manger*innen sprechen mit anderen in der Versorgung beteiligten Personen und holen notwendige Daten über ihre Patient*innen ein. Wichtig ist aber auch, Ausnahmen dieser Entbindung von der Schweigepflicht klar zu benennen. Z. B. Keine Gespräche mit dem Arbeitgeber oder keine Informationsweitergabe an das Sozialamt.

1.4   Die Phasen des Case Management Prozesses und seine Instrumente

Das Case Management hat einen prozesshaften Verlauf, der die Phasen Intake, Assessment, Ziel- und Hilfeplanung, Umsetzung und Monitoring sowie Evaluation umfasst. Dieser Prozess findet im Rahmen eines Netzwerks von informellen und formellen Helfern, Einrichtungen und Organisationen statt (Abb. 1.2).

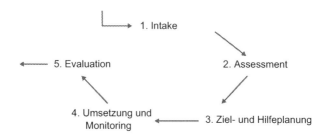

Abb. 1.2 Der Case Management Prozess. (Eigene Darstellung)

In den Phasen des Care und Case Management Prozesses kann mit einer Fülle von Instrumenten gearbeitet werden. Unter Instrument (engl. Tool) verstehen wir sowohl Mittel, wie z. B. Grafiken und Dokumentationshilfen als auch den Einsatz von Kenntnissen und geplante Handlungen, wie z. B. Moderation, leitfadengestützte Gespräche oder regelmäßige Anrufe, um die im Rahmen des Care und Case Managements vereinbarten Ziele zu erreichen. Obwohl also von Instrumenten die Rede ist, geht es nicht allein um Materielles, sondern auch um Strategien (Wissen und Verhalten). Instrumente dienen einer zielorientierten Arbeit im Care und Case Management.

Die konsequente Anwendung dieser Instrumente – von der Aufnahme von Patient*innen bis zum Abschluss des Case Managements – ermöglicht es, die Bedürfnis- und Versorgungssituation besser zu verstehen, zu veranschaulichen, zu kommunizieren und zu dokumentieren sowie Veränderungen und Entwicklungen zu bewirken und sichtbar zu machen.

1.4.1 Das Intake und dessen Instrumente im Überblick (Erste Phase)

In der ersten Phase des Case Management Prozesses lernen sich die Beteiligten kennen und besprechen folgende Punkte, die essenziell sind für ein Case Management und die Basis bilden für alle weiteren Gespräche und Phasen:

- Feststellung der Notwendigkeit fürs Case Management
- Dringlichkeit eines Fallmanagements
- Ziele, Erwartungen und Voraussetzungen der Beteiligten
- Regeln der Zusammenarbeit zwischen den Beteiligten
- Informationen zur Person, die das Case Management erhält
- Rechte und Pflichten aller Beteiligten
- Absprachen zur Kommunikation während des Fallmanagements
- Vereinbarungen zum Datenschutz

Die Beteiligten sind in der Regel die Person, die das Case Management erhält sowie die Case Managerin oder der Case Manager. Abweichungen von dieser personalen Konstellation ergeben sich, wenn die Klient*in/Patient*in minderjährig ist oder nicht für sich selbst sprechen kann und durch Eltern oder Pflegebevollmächtigte vertreten wird.

Die Tab. 1.2 zeigt Instrumente, die im Intake genutzt werden.

Tab. 1.2 Instrumente des Intakes im Überblick

Phase des CCM	Instrumente
Intake	• Kriterienkatalog • Ampel • Auftragsklärung • Kontrakt/Vereinbarung • Überleitungsbogen • Rechte und Pflichten • Kommunikationsregeln • Datenschutzerklärung und Schweigepflichtentbindung

1.4.2   Das Assessment und dessen Instrumente im Überblick (Zweite Phase)

In der Phase des Assessments sind zwei Fähigkeiten wichtig, gut zuhören können, um die Bedürfnisse der Patient*innen zu verstehen und gut formulieren können, um die Wünsche der

Patient*innen verständlich an das Versorgungsteam zu vermitteln. Denn viele Informationen werden ausschließlich schriftlich übermittelt.

Die folgenden Assessment-Instrumente dienen alle einer besseren Verständigung und schriftlichen Fixierung des Gesagten und Gehörten. Es geht um:

- Sensibilisierung für die Klient*innen/Patient*innen
- Persönliche, soziale, finanzielle Ressourcen von Klient*innen/Patient*innen
- Umfeld der Klient*innen/Patient*innen
- Lebensläufe, Lebenskrisen und den Umgang damit
- Lebensqualität, was sie ausmacht und wie es um sie steht
- Emotionale Belastungen

Die folgende Tabelle gibt einen Überblick über die in diesem Buch vorgestellten Instrumente, die während des Assessments genutzt werden können.

Tab. 1.3 Instrumente des Assessments im Überblick.

Phase des CCM	Instrumente
Assessment	• Klientenorientierte Gesprächsführung • Bewertungskatalog • Mindmap Ressourcen • Netzwerkkarte • Lebensereignisskala • Erfassung subjektiver Lebensbereiche • Emotions-Skalen: Angst. Trauer und Wut • Mitwirkung von Klient*in/Patient*in

1.4.3 Die Ziel- und Hilfeplanung und deren Instrumente im Überblick (Dritte Phase)

In dieser dritten Phase geht es darum, einen Plan zu erstellen, der die individuellen Bedürfnisse einer Person möglichst vollständig aufnimmt und dabei das gesundheitliche, soziale und ökonomische Befinden berücksichtigt. Dieser Plan erkennt an, dass es neben den pflegerisch-medizinischen Bedürfnissen noch andere Bedürfnisse gibt, die das Wohlergehen eines Menschen wesentlich beeinflussen.

Damit Ziele verständlich sind und erreicht werden können, sind folgende Kriterien sinnvoll:

- Unterscheidung zwischen Zielen und den dazu notwendigen Schritten
- Benennung von Verantwortlichen
- Klärung der Finanzierung
- Verständliche Zielformulierung
- Protokolle über Konferenzen und Vereinbarungen
- Klarstellung des Arbeitsumfangs
- Fixierung von Änderungen im Netzwerk, im Ablauf etc.
- Verständigung über die jeweils aktuelle Situation und die bestehenden Erwartungen

Über die in diesem Buch vorgestellten Instrumente der Ziel- und Hilfeplanung gibt Tab. 1.3 einen Überblick.

Tab. 1.3 Instrumente der Ziel- und Hilfeplanung im Überblick

Phase des CCM	Instrumente
Ziel- und Hilfeplanung	• Ziel- und Hilfeplan • SMART-Formel • Verständigung über Mitwirkung • Protokoll Helfer*innenkonferenz • Informationskette • Veränderungsplan • Reframing • Wunderfrage

1.4.4   Umsetzung und Monitoring und deren Instrumente im Überblick (Vierte Phase)

Alles bisher Gesagte bleibt bloßes Wunschdenke und graue Theorie, wenn die alles entscheidende Umsetzung nicht stattfindet. Darüber hinaus ist die Frage zu klären, welche Fehler es gab und welche Ursachen diese Fehler hatten. Fehlten klare Ziele, gab es falsche Erwartungen, wurden schlechte Serviceleistungen erbracht, das heißt, waren die Leistungen nicht professionell, wurden sie nicht im gewünschter Weise ausgeführt oder erfolgten sie nicht im notwendigem Umfang usw. Eine gute Umsetzung und ein gutes Monitoring sind abhängig von:

• Informationssammlung über möglichen Versorgungsformen (ambulant, stationär, intra- und extramural)
• Aktualisierung von Netzwerkkarten
• Anlegen und Führen von Tagebüchern
• Protokolle von Fallbesprechungen und Videokonferenzen
• Kommunikation mit Hilfe bekannter und neuerer Medien
• Mittel zum Erhalt der Motivation

Zu diesen Themen werden in diesem Buch Instrumente vorgestellt, die hier im Überblick aufgelistet werden (Tab. 1.4).

Tab. 1.4 Instrumente der Umsetzung und des Monitorings im Überblick

Phase des CCM	Instrumente
Umsetzung und Monitoring	• Fallbesprechungsprotokoll • Protokoll Telefonnotizen • Protokoll Videokonferenz • Tagebücher • Aktualisierte Netzwerkkarte • Erweiterte Ziel- und Hilfeplanung • Checklisten • Stärkung und Belohnung

1.4.5   Die Evaluation und deren Instrumente im Überblick (Fünfte Phase)

Diese Phase wird oft vernachlässigt, bildet aber ein wichtiges Rückgrat des gesamten Care und Case Management Prozesses. Eine Evaluation nützt nicht nur zur Verbesserung jedes einzelnen Falls, sondern hilft Fehler in der Zukunft zu vermeiden, Fehlerquellen zu erkennen und Veränderungs- und Verbesserungsprozesse zu initiieren und das Versorgungsnetz zu stabilisieren und auszubauen (Care Ebene). Eine Evaluation befasst sich mit folgenden Themen:

- Qualität des aktuellen Fallmanagements
- Zufriedenheit mit der aktuellen Situation
- Veränderungen der Lebensführung nach Abschluss der Fallmanagements
- Stabilisierung und Ausbau bestehender Netzwerke
- Strukturierte Rückmeldungen der Versorgten
- Selbstreflexion durch Case Manager*in
- Absprachen für mögliche Notfälle
- Auflösung des Care und Case Management Vertrags
- Schriftliche Fixierung der wichtigsten Ergebnisse, Fehler und mögliche Verbesserungen

Folgende Tabelle listet alle Instrumente auf, die in diesem Buch ausführlich dargestellt und erklärt werden (Tab. 1.5).

Tab. 1.5 Instrumente der Evaluation im Überblick

Phase des CCM	Instrumente
Evaluation	• Abschlussgespräch • Zufriedenheitsbefragung • Veränderungen subjektiver Lebensbereiche • Notfallplan • Entpflichtung und Beendigung CCM • Fünf-Finger-Methode • Stärken-Schwächen-Profil • APOX-Technik • Abschlussbericht • Abschlussbericht

In den folgenden Kapiteln werden die Instrumente für die einzelnen Phasen des Care und Case Management ausführlich erklärt und abgebildet, damit sie im täglichen Gebrauch eingesetzt werden können. Instrumente können kopiert und angepasst werden für die Praxis. Wir freuen uns, wenn dieses Buch als Quelle genannt wird.

Das Intake und dessen Instrumente (Erste Phase des Case Management Prozesses)

2

Inhaltsverzeichnis

Das Care und Case Management wird für die Versorgung von Patient*innen mit mehrfachem Versorgungsbedarf genutzt. Dieser Bedarf ist einerseits durch die mehrfach belastende Lebenslage der Patient*innen definiert, z. B. eine notwendige Operation und stationäre Einweisung bei gleichzeitiger Betreuung der Kinder. Andererseits kann das Zusammenwirken mehrerer informeller und professioneller Helfer und Organisationen schwierig zu organisieren sein. Gibt es solche Belastungen nicht, ist auch kein Case Management notwendig. Das Care und Case Management wird darum nicht von allen Patient*innen benötigt. Um aber sicher diejenigen herauszufinden, die ein Care und Case Management benötigen,

© Springer-Verlag GmbH Deutschland, ein Teil von Springer Nature 2023
I. Kollak und S. Schmidt, *Instrumente des Care und Case Management Prozesses*,
https://doi.org/10.1007/978-3-662-67051-4_2

ist es im ersten Schritt sinnvoll, Kriterien zur Identifikation von Patient*innen mit mehrfachem Versorgungsbedarf zu definieren. Mit Hilfe dieser Kriterien kann eine Einrichtung alle Patient*innen „scannen", deren Bedarfssituationen sicher einschätzen und Einzelnen gezielt ein Care und Case Management anbieten. Diese Kriterien werden im Care und Case Management Intake-Kriterien genannt. Ob die identifizierte Person ein Care und Case Management akzeptiert, muss erfragt werden. Die Teilnahme ist freiwillig.

Hier eine Aufzählung von Intake-Kriterien mit Beispielen:

Patient*innen
- mit bestimmten Erkrankungen: Demenz, einer bestimmten Tumorerkrankung, ALS,
- in einer definierten Altersgruppe: älter als 85,
- mit lebensbedrohlichen Symptomen: starke Schmerzen, Anzeichen von Missbrauch oder Vernachlässigung,
- in bestimmten Lebenssituation: allein lebend, obdachlos,
- mit Versorgungskosten, die eine festgelegte Summe erreichen oder überschreiten.

Neben den Intake-Kriterien muss für alle Mitarbeitenden verbindlich festgelegt sein, wer die Patienten „scannt" und wer festlegt, ob Patient*innen das Angebot des Care und Case Managements gemacht wird. So ist es bspw. in einem Krankenhaus sinnvoll, Case Manager*innen in der Aufnahme anzusiedeln, da dort alle Patient*innen mit ihren Daten und Diagnosen erfasst sind. In einem Pflegedienst können Case Manager*innen den Erstkontakt herstellen und ggf. ein Care und Case Management empfehlen.

Entscheidend für ein gelingendes Care und Case Management ist die Qualität des Intake. Eine Einrichtung mit klaren Kriterien für die Aufnahme in das Care und Case Management drückt damit aus, eine spezifische Leistung im Rahmen der Versorgung erbringen zu können. Sie zeigen damit zudem ihre Fähigkeit, im Rahmen des Versorgungsprozesses mit Angehörigen (informellen Helfern) und anderen Dienstleistern (professionellen Helfern und Einrichtungen) kooperieren zu können.

2.1 Kriterienkatalog Intake

Hier sind einige Beispiele für Kriterien in einer Tabelle aufgeführt, die ein Care und Case Management begründen können (Tab. 2.1).

Tab. 2.1 Kriterien für ein Care und Case Management

Kriterien	Trifft zu	Trifft nicht zu	Unklar (Nachfrage notwendig)
Wohnort (im Einzugsgebiet des Pflegestützpunkts)			
Definierte Altersgruppe (über 85)			
Definierte Erkrankung (Demenz, Tumor, ALS, Depression, Schlaganfall)			
Familienstand (allein lebend)			
Körperliche Situation (Krankheit, Schwäche, Gewicht)			
Geistig-psychische Situation (Orientiertheit, Antrieb, Verhalten)			
Lebensbedrohliche Symptome (Schmerzen, Anzeichen von Missbrauch oder Vernachlässigung)			
Fähigkeit zur Selbstsorge (Ernährung, Medikamenteneinnahme, Körperpflege, Kleidung)			
Soziale Situation (ist für mind. eine weitere Person verantwortlich, obdachlos)			

(Fortsetzung)

Tab. 2.1 (Fortsetzung)

Kriterien	Trifft zu	Trifft nicht zu	Unklar (Nachfrage notwendig)
Hauswirtschaftliche Aufgaben (Einkaufen, Mahlzeiten, Reinigung)			
Finanzielle Situation (geringes Einkommen, Schulden)			
Anzahl der benötigten Dienstleistungen (zwei und mehr)			

2.2   Ampel

Das Ampel-Formular hilft, die Dringlichkeit eines Care und Case Managements einzuschätzen. Müssen Case Manager*innen sofort tätig werden, gibt es noch ein zeitliches Polster oder ist der Bedarf überhaupt fraglich (Tab. 2.2).

Tab. 2.2 Ampel-Formular

Rot	Mehrfache Problemlage und mehrere Akteure. Akute Situation, die eine sofortige Intervention erfordert
Gelb	Mehrfache Problemlage und/oder mehrere Akteure. Situation, die eine baldige Intervention erfordert
Grün	Mehrfache Problemlage und/oder mehrere Akteure. Stabile Situation. Notwendigkeit einer Intervention muss geprüft werden

2.3   Auftragsklärung

Da oft nicht nur Patient*in und Case Manager*in miteinander arbeiten, sondern direkt oder indirekt auch eine dritte Partei (z. B. eine Betreuungsperson) beteiligt sein kann, sollte bei der Auftragsklärung die Ausgangssituation deutlich sein. Das heißt, es sollten Erwartungen, Beziehungen und Vertrauen untereinander, Ziele und das praktische Vorgehen geklärt werden.

Die folgende Grafik (Abb. 2.1) und die Tabelle mit den dazugehörigen Fragen (Tab. 2.3) helfen dabei, die Ausgangslage zu
verstehen und darzustellen.

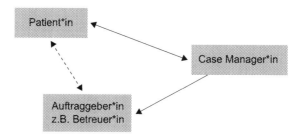

Abb. 2.1 Auftragsklärung

Tab. 2.3 Fragen zur Auftragsklärung

Was wollen wir voneinander?	Frage nach den Erwartungen
Kommen wir miteinander klar?	Frage nach den Beziehungen und dem Vertrauen untereinander
Was wollen wir erreichen?	Frage nach dem Ziel/den Zielen
Was sind unsere nächsten Schritte?	Frage nach der praktischen und lösungsorientierten Zielerreichung
Wie oft und über welchen Zeitraum wollen wir uns in dieser Runde treffen?	Frage danach, wer wie oft im Case Management Prozess beteiligt sein möchte sowie nach dem gewünschten Ende dieses Prozesses

Legende:
__ Eine durchgängige Linie stellt eine funktionierende Beziehung dar
- - Eine gestrichelte Linie stellt eine dysfunktionale Beziehung dar
→ Pfeilspitzen in einer Richtung stellen eine einseitige Beziehung dar
↔ Pfeilspitzen in beide Richtungen stellen eine beidseitige Beziehung dar

2.4   Kontrakt/Vereinbarung

In unserem Buch „Fallübungen Care und Case Management" (Kollak und Schmidt 2023, Abschn. 3.1.2) hatten wir eine Case Management-Vereinbarung gezeigt, die von „Kompass" in Zürich genutzt wird. In der Züricher Vereinbarung heißt es:

> Kompass ist ein Angebot des Stadtärztlichen Dienstes mit dem Auftrag, Menschen in ausgesprochen komplexen Situationen bei der Bewältigung von gesundheitlichen und sozialen Problemen möglichst effektiv zu unterstützen. Die Case Manager/-innen sind erfahrene Fachleute im Bereich Pflege, Sozialarbeit oder Psychologie, erbringen jedoch keine diagnostischen oder therapeutischen Leistungen, sondern organisieren und koordinieren die notendige Hilfe.

Je nach Kontext kann sich die Vereinbarung auf Gesetze oder auf Geschäftsbedingungen beziehen. Care und Case Management kann von Pflegestützpunkten geleistet werden (folgendes Beispiel) und gesetzlich geregelt sein oder durch eine Abteilung der Stadtverwaltung (Beispiel Kompass aus Zürich) oder frei auf dem Markt angeboten werden (durch selbstständige Care und Case Manager, die es z. B. in den USA gibt).

Bestandteile eines Kontrakts oder einer Vereinbarung regeln immer die Zusammenarbeit von Patient*in und Case Manager*in. Sie umfassen die Zuständigkeiten, den Umgang mit Informationen, die Bedingungen und Dauer der Unterstützung sowie Kriterien für die Beendigung des Case Managements (Abb. 2.2).

Vereinbarung für ein Case Management

Name, Vorname _____

Adresse _____

Geburtsdatum _____

Case Manager*in _____

Grundlage der Vereinbarung bilden §§ 7c Absatz 2 SGB XI und 7a SGB XI:
Aufgaben des Pflegestützpunktes sind
– eine „umfassende sowie unabhängige Auskunft und Beratung zu den Rechten
   und Pflichten nach dem Sozialgesetzbuch und zur Auswahl und Inanspruchnahme der bundes- oder landesrechtlich vorgesehenen Sozialleistungen
   und sonstigen Hilfsangebote" (§ 7c Abs. 2 Punkt 1 SGB XI) zu geben,
– die „Koordinierung aller für die wohnortnahe Versorgung und Betreuung in
   Betracht kommenden gesundheitsfördernden, präventiven, kurativen,
   rehabilitativen und sonstigen medizinischen sowie pflegerischen und sozialen
   Hilfs- und Unterstützungsangebote einschließlich der Hilfestellung bei der
   Inanspruchnahme der stützungsangebote einschließlich der Hilfestellung bei
   der Inanspruchnahme der Leistungen" (§ 7c Abs. 2 Punkt 2 SGB XI) sowie
– „Vernetzung aufeinander abgestimmter pflegerischer und sozialer Versor-
   gungs- und Betreuungsangebote" (§ 7c Abs. 2 Punkt 3 SGB XI).

Folgende Aufgaben werden von der Case Managerin/ dem Case Manager
des Pflege stützpunktes ausgeführt:
– systematische Erfassung und Analyse des Hilfebedarfs
   (vgl. § 7a Abs. 1 Nr. 1 SGB XI),
– Anfertigung eines individuellen Versorgungsplans (vgl. § 7a Abs. 1 Nr. 2 SGB XI),
– Hinwirkung auf die Implementierung der hierzu notwendigen Maßnahmen
   (vgl. § 7a Abs. 1 Nr. 3 SGB XI),
– Überwachung der Durchführung des Versorgungsplans (Monitoring)
   (vgl. § 7a Abs. 1 Nr. 4 SGB XI) und die Auswertung und Dokumentation der
   Hilfeprozesse bei besonders komplexen Hilfebedarfen
   (vgl. § 7a Abs. 1 Nr. 5 SGB XI)
– Information zur Entlastung von Pflegepersonen (vgl. § 7a Abs. 1 Nr. 6 SGB XI)

Durch das Case Management sollen folgende Anliegen bearbeitet werden
(hier nur knapp Ziele und Aufgaben skizzieren, da ja ein ausführliches
Assessment folgt):

_____

_____

_____

Die Vereinbarung gilt bis
– die Ziele des Patienten/ der Patientin erreicht wurden,
– es zu einer einseitigen oder beidseitigen Auflösung kommt,
– _____ (bitte eintragen).

Abb. 2.2 Vereinbarung für ein Case Management

Patient*in und Case Manager*in vereinbaren folgende Rechte und Pflichten
(s. Beispiel in Kap. 4):

Rechte Patient*in	Rechte Case Manager*in
– Auf individuelle Versorgungs- angebote – … – …	– Daten der Patientin/des Patienten einholen und weiterleiten – … – …

Rechte Patient*in	Rechte Case Manager*in
– Den Prozess aktiv mitzugestalten – … – …	– Sorgfältig mit Daten, Informationen umzugehen – … – …

Eine Regelung zum Datenschutz haben wir zusätzlich zu dieser Vereinbarung
geschlossen.

Datum und Unterschrift Patient*in

Datum und Unterschrift Case Manager*in

Abb. 2.2   (Fortsetzung)

Die Abb. 2.3 und 2.4 zeigen Beispiele für eine Case
Management Vereinbarung aus der Schweiz und aus Österreich.
   Grundlage der Vereinbarung bilden §§ 7c Absatz 2 SGB XI
und 7a SGB XI:
   Aufgaben des Pflegestützpunktes sind

- eine „umfassende sowie unabhängige Auskunft und Beratung
  zu den Rechten und Pflichten nach dem Sozialgesetzbuch
  und zur Auswahl und Inanspruchnahme der bundes- oder
  landesrechtlich vorgesehenen Sozialleistungen und sonstigen
  Hilfsangebote einschließlich der Pflegeberatung nach § 7a in
  Verbindung mit den Richtlinien nach § 17 Absatz 1a" (§ 7c
  Abs. 2 Punkt 1 SGB XI) zu geben,

Stadt Zürch
Städtische Gesundheitsdienste
Stadtärztlicher Dienst
Kompass
Walchestrasse 31, Postfach
8021 Zürich

Telefon 044 412 58 58
Fax +41 44 412 23 93
www.stadt-zuerich.ch/kompass
kompass@zuerich.ch

Case Management - Vereinbarung

Name Klient/in:
Geb. Datum:

Case Management

Kompass ist ein Angebot des Stadtärztlichen Dienstes mit dem Auftrag, Menschen in ausgesprochen komplexen Situationen bei der Bewältigung von gesundheitlichen und sozialen Problemen möglichst effektiv zu unterstützen. Die Case Manager/innen sind erfahrene Fachleute im Bereich Pflege, Sozialarbeit oder Psychologie, erbringen jedoch keine diagnostischen oder therapeutischen Leistungen sondern organisieren und koordinieren die notwendige Hilfe.

Ziele

Klient/in und Case Manager/in vereinbaren, mit dem Case Management die folgenden Ziele zu erreichen:

Hauptziel:

Teilziele:

Gültigkeit der Vereinbarung

Diese Vereinbarung gilt:

- Bis zum Zeitpunkt der Überprüfung der vereinbarten Ziele

- bis zur einseitigen oder beidseitigen Auflösung, welche möglichst in einem persönlichen Gespräch dargelegt wird

- Oder bis zum Zeitpunkt, an dem die vereinbarten Ziele erreicht sind

Zusammenarbeit

Eine gute Zusammenarbeit und das Vertrauen zwischen Klientin/Klient und Case Manager/in sind die wichtigsten Voraussetzungen zur Erreichung der vereinbarten Ziele. Dazu gehören einige Verpflichtungen, die beidseits eingehalten werden sollten.

Abb. 2.3 Case Management Vereinbarung von Kompass, Schweiz. (Mit freundlicher Genehmigung von Kompass, Zürich)

Als Klientin/ Klient verpflichten Sie sich, die Case Managerin/den Case Manager zu informieren, wenn…
- Sie mit Ziel, Weg und Massnahmen des Case Managements nicht oder nicht mehr einverstanden sind
- sich relevante Änderungen oder Informationen ergeben, welche Auswirkungen haben auf Rahmen und Inhalt des Case Managements
- Sie soziale oder medizinisch Leistungen neu in Anspruch nehmen oder bestehende Massnahmen beenden

Die Case Managerin/der Case Manager verpflichtet sich:
- sich nach bestem Wissen und Gewissen für die gemeinsam vereinbarten Ziele zu engagieren
- die Klientin/den Klienten zu informieren, falls sich relevante Änderungen oder Informationen ergeben, welche Auswirkungen haben auf Rahmen und Inhalt des Case Managements

Beschwerden

Im Verlaufe der Zusammenarbeit kann es vorkommen, dass sich eine Klientin/ein Klient nicht verstanden oder unfair behandelt fühlt. In diesem Fall bitten wir Sie, mit der zuständigen Person zu sprechen. Auch steht Ihnen der Fachstellenleiter von Kompass für Kritik und Fragen gerne zur Verfügung. Falls Ihre Beschwerde aus Ihrer Sicht nicht zu einer Lösung führt, können Sie sich auch an die Ombudsstelle der Stadt Zürich wenden. 044 412 00 30. www.stadt-zuerich.ch/ombudsstelle

Diskretion und Datenschutz

Die Entbindung von der Schweigepflicht ist ein verbindlicher Bestandteil dieser Vereinbarung. Die Case Managerin/der Case Manager verpflichtet sich damit, Informationen nur auszutauschen, die fallbezogen geeignet und erforderlich sind, um die gemeinsam vereinbarten Ziele zu erreichen.

Klient/in	**Case Manager/in Kompass**
Ort, Datum	Ort, Datum:
....	....
Name Vorname	**Name Vorname**
Sig:	Sig: ....

Abb. 2.3 (Fortsetzung)

- die „Koordinierung aller für die wohnortnahe Versorgung und Betreuung in Betracht kommenden gesundheitsfördernden, präventiven, kurativen, rehabilitativen und sonstigen medizinischen sowie pflegerischen und sozialen Hilfs- und Unterstützungsangebote einschließlich der Hilfestellung bei

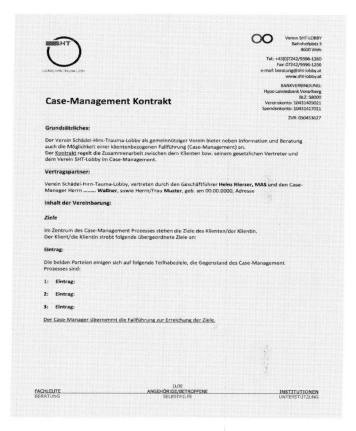

Abb. 2.4 Case Management Vereinbarung der Schädel-Hirn-Trauma-Lobby, Österreich. (Mit freundlicher Genehmigung der Schädel-Hirn-Trauma-Lobby, Wels)

der Inanspruchnahme der Leistungen" (§ 7c Abs. 2 Punkt 2 SGB XI) sowie

- „Vernetzung aufeinander abgestimmter pflegerischer und sozialer Versorgungs- und Betreuungsangebote" (§ 7c Abs. 2 Punkt 3 SGB XI).

1. Ablauf

Der Klient/die Klientin beauftragt den Case-Manager, in seinen Angelegenheiten zur Zielerreichung entsprechende Maßnahmen zu planen und durchzuführen. Der Ablauf entspricht dem Case-Management Regelkreis.

a. Information (Assessment)

Die Vorgehensweise beinhaltet das Einholen von Informationen für die Einigung auf Detailziele und für die Erarbeitung eines Hilfeplanes.

b. Hilfeplanung

Nach der Informationssammlung und einer gemeinsamen Zieldefinition werden die erforderlichen Leistungserbringer einbezogen, um gemeinsam einen Hilfeplan zu erarbeiten.

c. Überwachung (Monitoring)

Die geplanten Maßnahmen werden mit dem Klienten/der Klientin besprochen und abgestimmt. Die Vorgehensweise wird schriftlich festgehalten und der Klient/die Klientin erhält ein Gesprächsprotokoll. Die Vereinbarungen sind beiderseits verbindlich. Sollten Änderungen erforderlich sein, bedürfen diese einer gegenseitigen Absprache.

d. Überprüfung der Zielerreichung (Evaluation)

Der Klient/die Klientin erklärt sich bereit, gemeinsam mit dem Case-Manager den Verlauf und die Zielerreichung regelmäßig zu überprüfen und gegebenenfalls anzupassen. Er/Sie ist weiters damit einverstanden, dass der Verein SHT-Lobby seine/ihre Daten auf einer Datenbank speichert und in anonymisierter Form für statistische Auswertungen verwendet. Es steht ihm/ihr frei, bei Auflösung des Kontraktes seine/ihre Daten löschen zu lassen. Weiters kann er/sie jederzeit in die laufende Case-Management Dokumentation – seine/ihre Person betreffend – Einsicht nehmen.

2. Umgang mit Informationen

Bei der Informationsweitergabe achtet der Case-Manager darauf, dass die persönliche Intimsphäre des Klienten/der Klientin gewahrt bleibt. Er ist nichtzuständigen Dritten gegenüber zur Verschwiegenheit verpflichtet sowie bei Informationen, die als vertraulich deklariert sind.
Bei Informationen, die weitergegeben werden müssen, die aber zum Nachteil des Klienten/der Klientin führen können, bei möglichen rechtlichen Schritten oder meldepflichtigen Erkrankungen, ist die Weitergabe erst nach Rücksprache mit der Geschäftsführung und/oder der medizinischen Fachaufsicht möglich und erfolgt erst nach Information des Klienten/der Klientin darüber.

3. Zuständigkeiten / Verantwortung

Der Klient/Die Klientin überträgt grundsätzlich die Koordination der Maßnahmen und den dafür erforderlichen Informationsaustausch mit möglichen Partnern dem Case-Manager der SHT-Lobby. Für die Prozessgestaltung ist der Case-Manager zuständig. Die Verantwortung für einzelne Aufgaben kann miteinander vereinbart werden.
Der Klient/Die Klientin erklärt sich bereit, dem Case-Manager alle wichtigen Informationen, die einen Einfluss auf die Zielerreichung haben können, weiterzugeben. Dazu gehören Informationen bezüglich Erkrankungen (z.B. Anamnese, Befunde, Gutachten, etc.), zu seinen/ihren Ressourcen, seinem/ihrem sozialen Umfeld, der Vorgeschichte und andere involvierte Personen oder Stellen (Beratungs- und Betreuungsstellen, Sachwalter, Gericht, etc.).
Die geplanten Maßnahmen werden mit dem Klienten/der Klientin besprochen und abgestimmt. Der Case-Manager ist bevollmächtigt, im Rahmen vereinbarter Schritte nach Bedarf mit Netzwerkpartnern in Kontakt zu treten und Prozesse zu initiieren. Die Vorgehensweise wird schriftlich festgehalten und der Klient/die Klientin erhält ein Gesprächsprotokoll.

[2/3]

| FACHLEUTE | ANGEHÖRIGE/BETROFFENE | INSTITUTIONEN |
| BERATUNG | SELBSTHILFE | UNTERSTÜTZUNG |

Abb. 2.4 (Fortsetzung)

Der Case-Manager oder der Verein Schädel-Hirn-Trauma-Lobby übernimmt keine Betreuungsleistungen oder Haftungen im Rahmen des Case-Management Prozesses.

Der Facharzt für Neurologie und Psychiatrie berät den Case-Manager in Bezug auf die Vorgehensweise in medizinisch-therapeutischen Belangen und überwacht den Prozess im Auftrag der SHT-Lobby aus fachärztlicher Sicht. Der Case-Manager und der Klient/die Klientin sind bereit, mit ihm zu kooperieren.

4. Anfang und Ende eines Case-Managements

Vor Unterzeichnung eines Case-Management Kontraktes entscheidet nach Vorlage aller relevanten Grundlagen (wie die Erfüllung der Eingangskriterien, Definition des übergeordneten Zieles, Stellungnahme des Facharztes, Abschätzung der erforderlichen Ressourcen und Dauer, etc.) der Geschäftsführer in Rücksprache mit dem Team über die Aufnahme in ein Case-Management.

Das Case-Management beginnt mit Unterzeichnung des Kontraktes durch den Klienten/die Klientin oder seinem/ihrem gesetzlichen Vertreter, dem zuständigen Case-Manager und dem Geschäftsführer der SHT-Lobby. Grundsätzlich besteht eine zeitliche Befristung nur in Bezug auf die Projektdauer (bis Dezember 2010), es ist aber darauf zu achten, dass der Klient/die Klientin oder sein/ihr gesetzlicher Vertreter seine/ihre Belange möglichst bald selbständig übernehmen kann.

Der Kontrakt endet:

*   wenn das vereinbarte Ziel erreicht wurde
*   wenn der Hilfebedarf kein weiteres CM erfordert
*   wenn gemeinsame Zielvereinbarungen nicht mehr erreichbar sind
*   nach wiederholtem Brechen von Vereinbarungen durch den Klienten/die Klientin bzw. seinem/ihrem gesetzlichen Vertreter
*   bei Auflösung des Kontraktes durch den Klienten/die Klientin
*   bei Ausscheiden des Case-Managers aus dem Verein SHT-Lobby (ein neuer Kontrakt ist gegebenenfalls mit einem anderen Case-Manager neu zu vereinbaren).

Beide Parteien können jederzeit den Kontrakt kündigen, ohne dafür eine Begründung nennen zu müssen.

5. Kosten

Für das Case-Management werden dem Klienten/der Klientin oder seinem/ihrem gesetzlichen Vertreterin keine Kosten verrechnet.

_____   _____
Ort und Datum   GF Heinz Hierzer, MAS

_____   _____
Case-Manager   Klient/Klientin oder gesetzl. Vertreterin

[3/3]
FACHLEUTE   ANGEHÖRIGE/BETROFFENE   INSTITUTIONEN
BERATUNG   SELBSTHILFE   UNTERSTÜTZUNG

Abb. 2.4 (Fortsetzung)

Folgende Aufgaben werden von der* Case Managerin des
Pflegestützpunktes ausgeführt:

- Systematische Erfassung und Analyse des Hilfebedarfs (§ 7a
  Abs. 1 Nr. 1 SGB XI)
- Anfertigung eines individuellen Versorgungsplans (§ 7a
  Abs. 1 Nr. 2 SGB XI),
- Hinwirkung auf die Implementierung der hierzu notwendigen
  Maßnahmen (§ 7a Abs. 1 Nr. 3 SGB XI)
- Überwachung der Durchführung des Versorgungsplans
  (Monitoring) (§ 7a Abs. 1 Nr. 4 SGB XI) und die Aus-
  wertung und Dokumentation der Hilfeprozesse bei besonders
  komplexen Hilfebedarfen (§ 7a Abs. 1 Nr. 5 SGB XI)
- Information zur Entlastung von Pflegepersonen (§ 7a Abs. 1
  Nr. 6 SGB XI)

Durch das Case Management sollen folgende Anliegen
bearbeitet werden (hier nur knapp Ziele und Aufgaben
skizzieren, da ja ein ausführliches Assessment folgt).
    Eine Regelung zum Datenschutz (Abb. 2.4) haben wir zusätz-
lich zu dieser Vereinbarung geschlossen.

2.5   Überleitungsbogen

Überleitungsbögen gehören zum Versorgungsstandard. Leider
heißt das nicht, dass es sie tatsächlich überall gibt. Noch häufiger
kommt es vor, dass sie nur rudimentär ausgefüllt wurden oder
aber, dass sie an eine Stelle gelangen (z. B. die Krankenhausver-
waltung), die damit nichts anfangen kann. Damit Überleitungsbögen genutzt werden, sollten sie kurz und übersichtlich sein
und an sichere Nutzer*innen gerichtet sein.
    Hierzu folgendes Beispiel (Abb. 2.5).

Krankenhaus	☐		☐	Krankenhaus
Amb. Pflege	☐		☐	Amb. Pflege
Pflegeheim	☐		☐	Pflegeheim
Sonstiges	☐		☐	Sonstiges

(Bitte Ausgangs- und Zielort durch eine Pfeil kennzeichnen.)

Empfänger (Organisation, Name, Adresse oder Telefonnummer, E-Mail oder Skype Adresse

_____

_____

Stammdaten Patient*in

Bitte Aufkleber nutzen

Einweisende Person _____

Anschrift   _____

Telefonnummer   _____

Email-Adresse   _____

Skype-Adresse   _____

Betreuer*in   _____

Anschrift   _____

Telefonnummer   _____

Email-Adresse   _____

Skype-Adresse   _____

Kostenträger   _____ (z.B. Versicherung)

Ansprechpartner*in _____ (falls bekannt)

Anschrift   _____

Telefonnummer   _____

Email-Adresse   _____

Skype-Adresse   _____

Pflegegrad ☐ nein ☐ ja, welche _____

Grund der Einweisung

_____

_____

_____

Abb. 2.5 Beispiel Überleitungsbogen

Pflegediagnosen

Medizinische Diagnosen

Aktivitäten des täglichen Lebens

ATL	Vollständige Übernahme	Teilweise Übernahme	Selbst-ständig	Bemer-kungen
1. Wach sein und schlafen				
2. Sich bewegen				
3. Sich waschen und kleiden				
4. Essen und trinken				
5. Ausscheiden				
6. Körpertemperatur regulieren				
7. Atmen				
8. Für Sicherheit sorgen				
9. Raum und Zeit gestalten/ sich beschäftigen				
10. Kommunizieren				
11. Sich als Frau/Mann fühlen				
12. Sinn finden				

Weitere wichtige Hinweise zur Patientin/zum Patienten (Einstellung, Vorlieben und Wünsche)

Arztbrief vorhanden ☐ ja ☐ nein
Bei Rückfragen (Organisation, Name, Adresse oder Telefonnummer, E-Mail oder Skype-Adresse

Datum und Unterschrift _____

Abb. 2.5 (Fortsetzung)

2.6   Rechte und Pflichten

Neben den gesetzlich geregelten Patientenrechten gibt es Vereinbarungen zwischen Patient*in und Case Manager*in. Diese Rechte und Pflichten sollten schriftlich fixiert sein (Tab. 2.4).

Tab. 2.4   Geregelte Rechte und Pflichten

Name Patient*in: Name Case Manager*in:	
Die Patient*in hat im Rahmen des Case Management Recht auf	Die Case Manager*in hat im Rahmen des Case Management Recht auf
Die Patient*in hat im Rahmen des Case Management die Pflicht,	Die Case Manager*in hat im Rahmen des Case Managements die Pflicht,
Datum: Unterschrift Patient/-in: Unterschrift Case Manager/-in:	

2.7   Kommunikationsvereinbarung

Eine Kommunikationsvereinbarung fixiert wie und wie oft Patient*in und Case Manager*in in der Regel Kontakt aufnehmen und wie der Kontakt in Notfällen erfolgt. Damit haben alle Beteiligten die wichtigen Kontaktdaten auf einen Blick (Tab. 2.5).

Tab. 2.5 Kommunikationsvereinbarung

Wie wird Kontakt gehalten?	Telefonnummer
	Skype-Adresse
	Email-Adresse
	Sonstiges
Wie oft wird Kontakt aufgenommen?	0 täglich (Uhrzeit)
	0 wöchentlich (Tag und Uhrzeit)
	0 monatlich (Tag und Uhrzeit)
	Sonstiges
Wie erreichen wir uns in Notfällen?	Handynummer X
	Handynummer Y
	Handynummer Z

2.8   Datenschutzerklärung und Schweigepflichtentbindung

Der Umgang mit den Daten von Patient*innen muss schriftlich geregelt sein (Abb. 2.6). Eine ausdrückliche Zustimmung
ist notwendig zur Erhebung, Weiterleitung und Speicherung
von Daten. Grundlage bildet die Datenschutzgrundverordnung
(DSGVO) sowie gesetzliche Regelungen, wie sie für Pflegestütz-
punkte existieren. Dazu folgt ein Beispiel.

Datenschutzerklärung und Schweigepflichtentbindung

Name, Vorname _____

Adresse _____

Geburtsdatum _____

Case Manager*in _____

Grundlage der Vereinbarung bildet §§ 7c Absatz 2 SGB XI und 7a SGB XI:
Aufgaben des Pflegestützpunktes sind

– eine „umfassende sowie unabhängige Auskunft und Beratung zu
  den Rechten und Pflichten nach dem Sozialgesetzbuch und zur Auswahl
  und Inanspruchnahme der bundes- oder landesrechtlich vorgesehenen
  Sozialleistungen und sonstigen Hilfsangebote" (§ 7c Abs. 2 Punkt 1 SGB XI)
  zu geben,

Abb. 2.6 Datenschutzerklärung und Schweigepflichtentbindung

- die „Koordinierung aller für die wohnortnahe Versorgung und Betreuung in Betracht kommenden gesundheitsfördernden, präventiven, kurativen, rehabilitativen und sonstigen medizinischen sowie pflegerischen und sozialen Hilfs- und Unterstützungsangebote einschließlich der Hilfestellung bei der Inanspruchnahme der Leistungen" (§ 7c Abs. 2 Punkt 2 SGB XI) sowie
- „Vernetzung aufeinander abgestimmter pflegerischer und sozialer Versorgungs- und Betreuungsangebote" (§ 7c Abs. 2 Punkt 3 SGB XI).

Folgende Aufgaben werden von der Case Managerin/ dem Case Manager des Pflegestützpunktes ausgeführt:

- dsystematische Erfassung und Analyse des Hilfebedarfs (vgl. § 7a Abs. 1 Nr. 1 SGB XI),
- Anfertigung eines individuellen Versorgungsplans (vgl. § 7a Abs. 1 Nr. 2 SGB XI),
- Hinwirkung auf die Implementierung der hierzu notwendigen Maßnahmen (vgl. § 7a Abs. 1 Nr. 3 SGB XI),
- Überwachung der Durchführung des Versorgungsplans (Monitoring) (vgl. § 7a Abs. 1 Nr. 4 SGB XI) und die Auswertung und Dokumentation der Hilfeprozesse bei besonders komplexen Hilfebedarfen (vgl. § 7a Abs. 1 Nr. 5 SGB XI)
- Information zur Entlastung von Pflegepersonen (vgl. § 7a Abs. 1 Nr. 6 SGB XI)

Ich erlaube der Case Managerin/dem Case Manager meine Daten in der Zusammenarbeit mit folgenden Personen und Einrichtungen auszutauschen (Namen eintragen und ergänzen):

Wer	Name
Meine/n Angehörige/n	
Meiner Ärztin/meinem Arzt	
Meiner Therapeutin/meinem Therapeuten	
Meiner Versicherung	
Meinem Kostenträger	
usw.	

Abb. 2.6 (Fortsetzung)

Ich möchte folgende Personen und Einrichtungen von dieser Erlaubnis ausdrücklich ausschließen (Namen eintragen und ergänzen).

_____

_____

Ich habe diese Datenschutzerklärung/ Schweigepflichtentbindung gelesen
und stimme der Erhebung, Verarbeitung und Nutzung meiner Daten in der
Zusammenarbeit der oben aufgeführten Personen und Einrichtungen zu. Ich
weiß, dass ich meine Angaben jederzeit ohne Angabe von Gründen widerru-
fen kann.
Diese Vereinbarung wird am _____ (Datum eintragen) überprüft und ggf. verändert.

Datum und Unterschrift _____

Abb. 2.6 (Fortsetzung)

2.9   Übersicht über alle Instrumente des Intakes

Tab. 2.6 gibt noch einmal eine Übersicht über alle in diesem
Kapitel vorgestellten Instrumente und nennt weiterführende
Texte zu diesen Instrumenten.

Tab. 2.6 Übersicht der Intake-Instrumente. (Eigene Darstellung)

Instrumente	Beschreibung	Kapitel im Buch	Weiter Quellen und Beispiele
Kriterienkatalog Intake	Liste mit Kriterien, die ein schnelles und sicheres Identi- fizieren von Patient*innen für das CCM erleichtert	2.1	Cesta & Tahan (2017) CMSA (2022) https://cmsa. org/sop22/ Kollak & Schmidt (2023)

(Fortsetzung)

Tab. 2.6 (Fortsetzung)

Instrumente	Beschreibung	Kapitel im Buch	Weiter Quellen und Beispiele
Ampel	Ermittelt die Dringlichkeit einer Intervention durch Case Manager*innen Rot: Mehrfache Problemlage und mehrere Akteure. Akute Situation, die eine sofortige Intervention erfordert Gelb: Mehrfache Problemlage und/oder mehrere Akteure. Situation, die eine baldige Intervention erfordert Grün: Mehrfache Problemlage und/oder mehrere Akteure. Stabile Situation. Notwendigkeit einer Intervention muss geprüft werden	2.2	Chmiel et al. (2019)
Auftragsklärung	Macht deutlich, wer in einem Überweisungskontext welche Erwartungen an wen hat, vereinbart Ziele und legt Voraussetzungen der Zusammenarbeit fest	2.3	v. Schlippe & Schweitzer (2019)
Kontrakt/Vereinbarung	Kontrakt/Vereinbarungen sind schriftlich zu fixieren und regeln die Zusammenarbeit von Patient*in und Case Manager*in Sie umfassen: Zuständigkeiten, Umgang mit Informationen, Dauer der Unterstützung und Kriterien für die Beendigung des Case Managements	2.4	DGCC (2020)

(Fortsetzung)

Tab. 2.6 (Fortsetzung)

Instrumente	Beschreibung	Kapitel im Buch	Weiter Quellen und Beispiele
Überleitungs-bogen	Informationssammlung mit Stammdaten Zuständige Betreuungsperson(en) Kasse Diagnose Akuter und Allgemein-zustand Pflege und Therapie Einstellungen, Vorlieben, Wünsche	2.5	DNQP (2019) www.dnqp.de
Rechte und Pflichten	Die gesetzlich und vertrag-lich geregelten Rechte und Pflichten sind zusammen-gefasst in der Pflege-Charta Protokollierte Rechte und Pflichten von Patient*in und Case Manager*in Hilfreich sind auch die Broschüren „Ratgeber für Patientenrechte" und „Charta zur Betreuung schwerst-kranker und sterbender Menschen in Deutschland"	2.6	www.pflege-charta.de www. charta-zur-betreuung-sterbender.de https://www. bmj.de/DE/ Themen/ Patienten-rechte/ Patienten-rechte_node. html
Kommunikations-vereinbarung	Diese Regeln umfassen: • WIE kommuniziert wird (z. B. persönlich oder über eine dritte Person, tele-fonisch, über Skype, SMS, E-Mail), • WIE OFT der Kontakt her-gestellt wird, • NOTFÄLLE wer wie not-falls erreichbar ist	2.7	Lucht et al. (2011, S. 208 ff.)

(Fortsetzung)

Tab. 2.6   (Fortsetzung)

Instrumente	Beschreibung	Kapitel im Buch	Weiter Quellen und Beispiele
Datenschutz-erklärung und Schweigepflicht-entbindung	Patient*in und Case Manager*in regeln schriftlich, welche Daten an wen weitergegeben werden dürfen Eine ausdrückliche Zustimmung ist notwendig zu: • Erhebung, Verarbeitung und Nutzung persönlicher Daten Die* Case Manager*in macht deutlich, • was mit den erhobenem Daten geschieht, • welche Daten an welche Personen zu welchem Zweck weitergegeben werden dürfen (und an wen nicht) und • für welchen Zeitraum die Entbindung der Schweigepflicht gilt	2.8	§ 1 Artikel 5 Abs. 1 a–f Datenschutzgrundverordnung (DSGVO) https://dsgvo-gesetz.de/art-5-dsgvo/ § 203 Strafgesetzbuch (StGB) http://www.gesetze-im-internet.de/stgb/__203.html

Das Assessment und dessen Instrumente (Zweite Phase des Case Management Prozesses)

3

Inhaltsverzeichnis

Beim Assessment findet die erste ausführliche Unterhaltung zwischen Patient*in und Case Manager*in statt. In diesem Gespräch sollten beide Seiten zuerst das Ziel ihrer Unterhaltung definieren. Z. B.: Ohne Komplikationen den Transfer von zu Hause ins Krankenhaus zur Operation und zurück in die Häuslichkeit schaffen. Wenn Ziel und Zweck der Unterhaltung auf diese Weise deutlich sind, ist auch klarer, welche Informationen wichtig sind. Details können später noch ergänzt und Änderungen noch vorgenommen werden. Grundlegend Wichtiges sollte aber sobald wie möglich geklärt sein. Dabei geht es nicht nur darum, Informationen zu teilen, sondern auch ein vertrauensvolles Verhältnis aufzubauen.

© Springer-Verlag GmbH Deutschland, ein Teil von Springer Nature 2023
I. Kollak und S. Schmidt, *Instrumente des Care und Case Management Prozesses,*
https://doi.org/10.1007/978-3-662-67051-4_3

Hierzu ist es grundlegend, die Patient*in mit ihrem sozialen Umfeld als wichtigste Quelle aller Informationen zu verstehen. Darum stellen das aktive Zuhören und eine klientenorientierte Gesprächsführung zwei wesentliche Fähigkeiten von Case Manger*innen dar. Case Manger*innen, die diese Fähigkeiten besitzen, können Bedürfnisse, Wünsche und Ressourcen ihrer Patient*innen verstehen. Gute Case Manger*innen zeichnen sich durch ihre offene Haltung aus, die ihnen einen Zugang zu ihrem Gegenüber und dessen Umwelt erlauben. Voraussetzungen bilden ein ehrliches Interesse an den Gesprächspartner*innen und an der Zusammenarbeit mit ihnen.

Um die Situation zu verstehen und um sich gegenseitig verständlich zu machen, sind Leitfragen hilfreich.

Leitfragen im Assessment-Gespräch
- Welche Sorgen und Ängste belasten die Betroffenen und ihr Umfeld am meisten?
- Was sollte geschehen, um deren Leben möglichst schnell und in Richtung auf das festgelegte Ziel zu verbessern? Hier sollten sich alle auf eine Liste von Maßnahmen und deren Rangfolge verständigen.
- Welche Ressourcen haben die Patient*innen? Neben den vorhandenen Helfern und Mitteln sind auch Wille und Wünsche als wichtige Triebfedern zu beachten.
- Wer leistet die größte Unterstützung unter den informellen Helfern der betroffenen Person?
- Welche professionellen Hilfen sind notwendig, damit Patient*innen und informelle Helfer die beste Unterstützung bekommen?

Patient*innen sollten die Versorgung bekommen, die sie benötigen. Es ist weder angemessen, eine Versorgung zu leisten, die nicht erbeten wurde noch Patient*innen zu erziehen oder ihnen eine Leistungen zu versagen, die sie sich sehr wünschen. Um diese Aussagen verständlich zu machen, seien einige Beispiele genannt: Wenn Patient*innen keine Hörgeräte tragen möchten, macht eine Anschaffung keinen Sinn. Hier gilt es zu klären, wie die Kommunikation trotzdem funktionieren kann. Wenn ein alter Mensch gerne raucht oder ein Bier trinkt, macht es keinen Sinn, aus Gesundheitsgründen, Enthaltsamkeit einzufordern. Hier ist zu klären, ob die betroffene Person z. B. besser nur dann raucht, wenn jemand zugegen ist oder bspw. das Bier mit den Mahlzeiten trinkt. Natürlich können solche Lösungen mit dem professionellen Verständnis kollidieren. Doch wer lässt sich gerne in seinem eigenen Leben Vorschriften machen?

Im Assessment-Gespräch geht es nicht darum, möglichst viel, sondern möglichst das Wichtigste fürs Case Management zu erfahren. Wenn diese notwendigen Informationen nicht allein über die Patient*in zu erhalten sind, muss die Einwilligung der Betroffenen eingeholt werden, mit bestimmten Personen – Angehörigen und anderen Dienstleistern – sprechen zu dürfen (Datenschutzvereinbarung Kap. 2). Wenn möglich, sollte der Kontakt über die betroffene Person hergestellt werden. Sie sollte im Zentrum der Kommunikation bleiben und nicht zum Gesprächsthema der anderen werden.

Wie sich der Gesprächsstil auf den Aufbau der Beziehung auswirken kann, zeigt eine Übersicht der möglichen Antwortstile und deren Wirkung. Diese Überlegungen aus der „klientenzentrierten Gesprächsführung" helfen auch Case Manager*innen bei der Reflexion ihres Gesprächsstils. Antworten können die Informationen der Patient*innen bagatellisieren und damit als verharmlosend oder vertröstend wirken. Auf geschilderte Probleme vorschnell mit einem Rat zu reagieren, erweckt den Anschein, dass jemand von außen sich einen größeren Durchblick zutraut, als jemand, der betroffen ist. Obwohl es wichtig ist nachzufragen, ist es angezeigt, über den Umfang und die Notwendigkeit von Fragen genauer nachzudenken. Wer sich ausgefragt fühlt, verschließt sich weiteren Fragen. Eine solche Reaktion kann auch eintreten, wenn sich ein*e Gesprächspartner*in durch Rückmeldungen bewertet fühlt. Offener, freier und ernst genommen, fühlt sich jemand in einem Gespräch, in dem Platz ist für die eigene Perspektive. Diese Situation wird durch eine klientenorientierte Gesprächsführung angestrebt.

3.1   Klientenorientierte Gesprächsführung

Die Übersicht in Tab. 3.1 zeigt, wie unser Gesprächsstil eine Unterhaltung leiten und den Umfang und die Art der Information beeinflussen kann.

Tab. 3.1 Gesprächsstile, Merkmale und Wirkungen. (In Anlehnung an Weinberger (2013))

Gesprächsstil	Typische Merkmale und deren mögliche Wirkungen
Bagatellisierend	Vertröstungen, Beruhigungen, Verharmlosungen sind ein großes Hindernis für gelingende Kommunikation. Patient*innen fühlen sich nicht ernst genommen
Rat gebend	Warum sollte eine außenstehende Person eine schnelle Lösung parat haben? Patient*innen werden in eine Konsumhaltung versetzt
Fragen stellend	Fragen sind gut, wenn sie passen und nicht zu viele sind. Patient*innen fühlen sich ausgefragt und in eine bestimmte Richtung gedrängt
Bewertend	Aussagen und Verhaltensweisen zu bewerten, ist Ausdruck von Kritik Patient*innen verschließen sich im weiteren Gespräch
Klient*innenorientiert	Versuch, die Situation/ein Problem aus Sicht der betroffenen Person zu sehen Patient*innen fühlen sich ernst genommen, aktiver und frei in ihren Äußerungen und offen für die weitere Kommunikation

3.2   Beurteilungskatalog

Seit dem Inkrafttreten des Pflegestärkungsgesetzes (PSG II) am 1. Januar 2017 ersetzen fünf Pflegegrade die bisherigen drei Pflegestufen. In diesem Gesetz wird Pflegebedürftigkeit neu

Tab. 3.2 Beispiel für einen Beurteilungskatalog. (Eigene Darstellung)

Kategorien	Fragen	Ja	Nein	Mit Hilfe	Anmerkungen für sich widersprechende Aussagen Betroffener und Angehöriger oder Notizen für Nachfragen z. B. bei Fachpersonen aus Pflege, Physiotherapie, Medizin
Mobilität	Ich/die betroffene Person kann …				
	Treppen steigen				
	Mich/sich in der Wohnung bewegen				
	Vom Sessel aufstehen				
	Vom Stuhl aufstehen				
	Ins Bett gehen/aus dem Bett aussteigen				
	Mich/sich im Bett drehen				
Kognitive und kommunikative Fähigkeiten	Ich/die betroffene Person kann …				
	Personen erkennen/wiedererkennen				
	Die Uhr ablesen				
	Auskunft über ihren Aufenthaltsort geben				
	Eine Unterhaltung führen				
	Entscheidungen treffen				

(Fortsetzung)

Tab. 3.2 (Fortsetzung)

Kategorien	Fragen	Ja	Nein	Mit Hilfe	Anmerkungen für sich widersprechende Aussagen Betroffener und Angehöriger oder Notizen für Nachfragen z. B. bei Fachpersonen aus Pflege, Physiotherapie, Medizin
Verhaltensweisen und psychische Problemlagen	Ich/die betroffene Person …				
	Bin/ist nachts unruhig				
	Habe/hat eine Bewegungsdrang				
	Bewege mich/bewegt sich sehr wenig				
	Spreche/spricht sehr viel				
	Spreche/spricht sehr wenig				
	Bin/ist sehr ungeduldig				
Selbstversorgung	Ich kann/die betroffene Person kann …				
	Mich/sich waschen				
	Mich/sich anziehen.				
	Essen				
	Trinken				

(Fortsetzung)

Tab. 3.2 (Fortsetzung)

Kategorien	Fragen	Ja	Nein	Mit Hilfe	Anmerkungen für sich widersprechende Aussagen Betroffener und Angehöriger oder Notizen für Nachfragen z. B. bei Fachpersonen aus Pflege, Physiotherapie, Medizin
Umgang mit krankheits- und therapiebedingten Anforderungen	Ich kann/die betroffene Person kann …				
	Mit Prothesen (z. B. Zahnprothese) umgehen				
	Ein Sauerstoffgerät bedienen				
	Mein/ihr Stoma versorgen				
Gestaltung des Alltagslebens und der sozialen Kontakte	Ich/die betroffene Person kann …				
	Den Tagesablauf gestalten				
	Mich/sich beschäftigen				
	Meine/ihre Kontakte pflegen				
	Mich/sich ausruhen				
Außerhäusliche Aktivitäten	Ich/die betroffene Person kann …				
	Meine/ihre Wohnung verlassen				
	Den öffentlichen Nahverkehr nutzen				
	Veranstaltungen besuchen				

(Fortsetzung)

Tab. 3.2 (Fortsetzung)

Kategorien	Fragen	Ja	Nein	Mit Hilfe	Anmerkungen für sich widersprechende Aussagen Betroffener und Angehöriger oder Notizen für Nachfragen z. B. bei Fachpersonen aus Pflege, Physiotherapie, Medizin
Haushaltsführung	Ich/die betroffene Person kann …				
	Einkäufe erledigen				
	Nahrung zubereiten				
	Haushalt führen				
	Dienstleistungen nutzen				
	Behördengänge erledigen				
	Finanzen regeln				

definiert und werden körperliche, geistige und psychische Beeinträchtigungen gleichberechtigt behandelt. Damit werden bei der
Einschätzung des Pflegebedarfs solche Menschen stärker berücksichtigt, die körperlich noch relativ gut in Form sind, aber durch
geistige Einschränkungen, wie z. B. Vergesslichkeit oder Verwirrtheit oder durch psychische Störungen, wie z. B. Angst und
Depressionen in ihrer Selbständigkeit eingeschränkt sind. Der
neue Kriterienkatalog des Medizinischen Dienstes der Krankenversicherung (MDK) ist besser geeignet, die individuelle Selbständigkeit abzubilden, als das vorher genutzte Instrument, das
die Zeiten für die Unterstützung in den Bereichen der Aktivitäten des täglichen Lebens erfasste, um auf eine notwendige Versorgungszeit und die damit verbundene Pflegestufe zu kommen.
In dem neuen Kriterienkatalog findet eine Abbildung der Selbständigkeit in unterschiedlichen Kategorien statt: Mobilität,
kognitive und kommunikative Fähigkeiten, Verhaltensweisen
und psychische Problemlagen, Selbstversorgung, Umgang mit
krankheits- und therapiebedingten Anforderungen, Gestaltung
des Alltagslebens und der sozialen Kontakte, außerhäusliche
Aktivitäten, Haushaltsführung. Die Fragen aus unserem
Beurteilungskatalog sind diesen Kategorien angepasst.

Der folgenden Fragen unseres Beurteilungsbogens ist an
dem Bewertungsinstrument des Medizinischen Dienstes der
Krankenversicherung (MDK) angelehnt. Dieser Katalog soll
die Pflegebedürftigkeit einschätzen helfen. Häufungen von
negativen Nennungen (Antworten: nein oder mit Hilfe) zeigen
die Bereiche der größten Pflegebedürftigkeit an.

3.3   Netzwerkkarte

Im Rahmen des Assessments wird eine Netzwerkkarte erstellt.
Sie zeigt der* Case Manager*in, wer bisher die Versorgung
sichert und wer noch hinzugeholt werden muss. Außerdem
macht eine Netzwerkkarte deutlich, wie die Beziehungen aller
Netzwerkpartner untereinander sind Abb. 3.1.

Name _____

Case Manager*in _____

Datum _____

Netzwerkkarte

Name Klient*in:

Name Case Manager*in:

Datum:

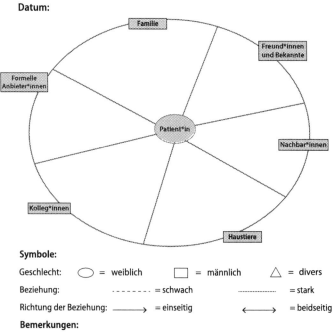

Symbole:

Geschlecht: ◯ = weiblich   ☐ = männlich   △ = divers

Beziehung: - - - - - - - = schwach   ··············· = stark

Richtung der Beziehung: ⟶ = einseitig   ⟷ = beidseitig

Bemerkungen:

Abb. 3.1 Netzwerkkarte. (Eigene Darstellung)

Für drei konkrete Fälle haben wir in unserem Buch Fallübungen Care und Case Management (Kollak und Schmidt
2023) vollständig ausgefüllte Netzwerkkarten (s. Kap. 3 und 8).

3.4   Mindmap Ressourcen

Eine Mindmap in handschriftlicher Form oder mit Hilfe einer
elektronischen Vorlage ermöglicht es der/dem Case Manager*in,
sich einen ersten Überblick über die bestehenden sozialen,
finanziellen, persönlichen etc. Ressourcen zu verschaffen (Abb.
3.2).
Als Vorlage für eine schnell anzufertigende Mindmap
Ressourcen kann Abb. 3.3 dienen. Sie kann leicht im Gespräch
angefertigt und aktualisiert werden. Hier einige Kategorien, die
für eine Mindmap möglich sind:

- Eigene Stärken, wie z. B. Umgang mit bisherigen Problemen,
  Einschätzung der eigenen Möglichkeiten, Wertschätzung der
  Hilfen durch Freunde, Familienmitglieder usw.
- Finanzielle Mittel, wie z. B. Versicherungen und Zusatzver-
  sicherungen, regelmäßige Einkünfte, mögliche Schulden-
  lasten, zur Verfügung stehende finanzielle Mittel für
  gesundheitliche und pflegerische Zusatzleistungen, wie
  Massagen, Kosmetik, Maniküre, Pediküre, Friseur usw.
- Soziale Bindungen zu Angehörigen, Freunden, Nachbarn,
  Vereinen usw. mit Hinweis auf deren Dauer, Festigkeit, Ver-
  lässlichkeit etc.
- Formelle Hilfen, die bereits bestehen, wie bspw. ein lang-
  jähriger Kontakt zu Haus- und Fachärzt*innen, einer Apo-
  theke mit Hauslieferung, eine ambulante Physiotherapie,
  regelmäßig kommende Fußpflege usw.

Abb. 3.2 Mindmap
Ressourcen
(elektronische Version,
beispielhaft ausgefüllt).
(Eigene Darstellung)

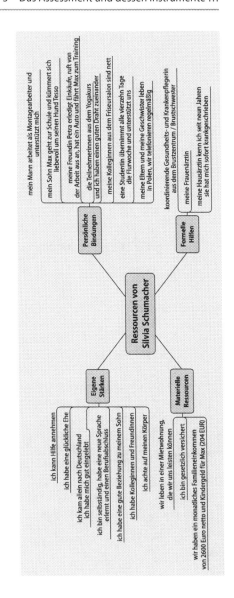

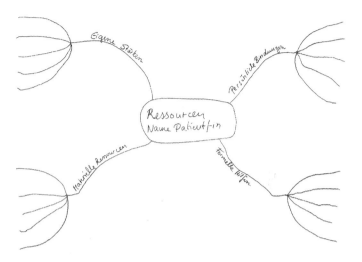

Abb. 3.3 Mindmap. (Eigene Darstellung)

3.5   Lebensereignisskala

Die Lebensereignisskala (LE-Skala) zeigt einen Lebensver-
lauf oder einen Ausschnitt daraus. Diese Zeit wird auf einem
Zeitstrahl abgetragen. Alle wichtigen Ereignisse, die z. B. in
einem tabellarischen Lebenslauf oder in einer bestimmten
Zeitspanne stattgefunden haben, werden auf dem Zeitstrahl
oben eingetragen (Geburtsdatum, Schul- und Berufsaus-
bildung, Beschäftigung, erste Freundin/Freund, Umzüge,
Eheschließungen, Geburten usw., aber auch Tagesabläufe, Zeiten
von Umzügen, Trennungen usw.)

Unter dem Zeitstrahl können nun z. B. persönliche
Reaktionen auf obige Ereignisse, Veränderungen die dadurch
stattgefunden haben, Erkrankungen, Gefühle usw. eingetragen
werden.

Die Idee ist, Muster zu erkennen (z. B. wenn etwas Bestimmtes passiert, reagiere ich mit Kopfweh), Ressourcen zu erschließen (ich habe es aus einer ähnlichen Situation schon einmal gut heraus geschafft), aber auch wiederkehrende Fehleinschätzungen zu erkennen (z. b. kann ein Kollege nicht so nett sein, wie ich mir das einbilde, kann ich weniger verkraften, als ich mir zumute, habe ich eine eigene Vorliebe noch nicht erkannt).

Hier zwei Beispiele aus „Fallübungen Care und Case Management" (Kollak und Schmidt 2023). Im ersten Beispiel macht die LE-Skala die Lebensenergie Silvia Schumachers deutlich. Diese Energie hat ihr bereits aus schwierigen Lagen geholfen und kann ihr auch zur Überwindung ihrer Krebs- erkrankung hilfreich sein (Abb. 3.4).

Im zweiten Beispiel macht die LE-Skala deutlich, wie sich der Tagesablauf von Alexander Kaminski nach seinem Krankenhausaufenthalt verändert hat (Abb. 3.5).

Eine Lebensereignisskala zum eigenen Gebrauch entsteht schnell handschriftlich auf einem Bogen Papier. Gesetzt als Grafik in einem Buch wirkt eine LE-Skala kompliziert.

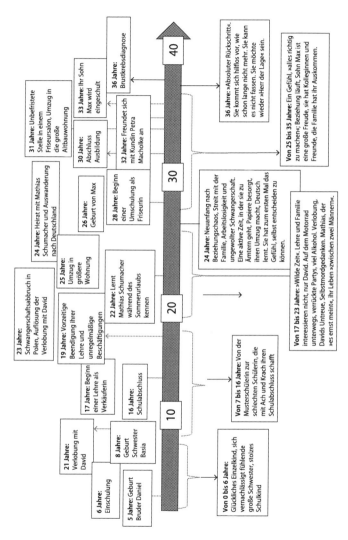

Abb. 3.4 Lebensereigniskala Silvia Schumacher. (Aus Kollak und Schmidt 2023, Kap. 3)

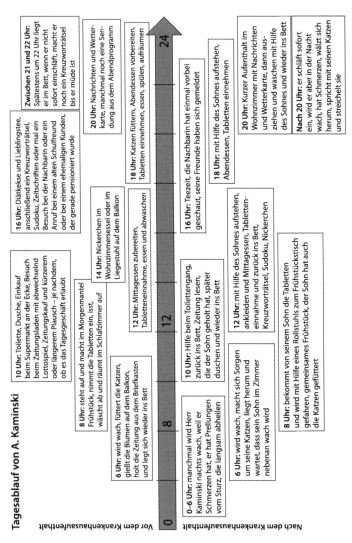

Abb. 3.5 Lebensereignisskala Alexander Kaminski. (Aus Kollak und Schmidt 2023, Kap. 3)

3.6   Erfassung subjektiver Lebensbereiche

Gespräche zwischen Patient*in und Case Manager*in können leichter zum Ziel führen, wenn klar ist, wo genau Probleme bestehen, wie sehr diese drücken und ob die Hilfeleistungen tatsächlich zielführend sind. Dazu hat Martin Holzhausen eine Skala entwickelt, die statistisch ausgewertet werden kann. Im Gespräch wird ein*e Patient*in von der* Case Manager*in gebeten, maximal sieben Lebensbereiche zu nennen, die ein gutes Leben ausmachen. Im u.s. Beispiel nehmen wir beispielhaft nur die drei Bereiche Gesundheit, Familie und Beruf an. Dann erfragt die* Case Manager*in die momentane Zufriedenheit mit den genannten Lebensbereichen. Die* Patient*in drückt die Zufriedenheit mit den Schulnoten 1 (sehr zufrieden) bis 6 (sehr unzufrieden) aus. Daran anschließend wird gefragt, wie wichtig diese Lebensbereiche für die* Patient*in sind. Auch hier gibt es die Noten von 1 (sehr wichtig) bis 6 (völlig unwichtig). Zur Veranschaulichung werden die Werte miteinander verbunden (Abb. 3.6).

	Lebensbereich	Zufriedenheit						Wichtigkeit					
1	*Meine Gesundheit*	1	2	3	4	5	6	1	2	3	4	5	6
2	*Meine Familie*	1	2	3	4	5	6	1	2	3	4	5	6
3	*Mein Beruf*	1	2	3	4	5	6	1	2	3	4	5	6
4	...	1	2	3	4	5	6	1	2	3	4	5	6
5	...	1	2	3	4	5	6	1	2	3	4	5	6
6	...	1	2	3	4	5	6	1	2	3	4	5	6
7	...	1	2	3	4	5	6	1	2	3	4	5	6

Abb. 3.6 Beispiel: Subjektive Einschätzung der Zufriedenheit und Wichtigkeit in drei Lebensbereichen

Am Ende des Case Management Prozesses können diese
Daten noch einmal erhoben werden, um Veränderungen deutlich
zu machen.

Wie diese subjektiven Veränderungen dargestellt und
statistisch berechnet werden können, wir im Rahmen der
Evaluation des Case Management Prozesses genau beschrieben
(s. Kap. 6).

3.7   Skalen zur Einschätzung emotionaler Belastungen

Einen visuellen Eindruck von der aktuellen Stimmungslage
vermitteln unsere Emotions-Skalen. Angst-Skala, Wut-Skala
und Trauer-Skal zeigen mit Hilfe von Zeichnungen emotionale
Befindlichkeiten. Die Patient*innen zeigen auf die gezeichnete
Figur, die dem eigenen Gefühl am nächsten kommt. (Abb. 3.7–
3.9).

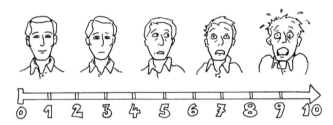

Abb. 3.7 Angst-Skala. (Eigene Darstellung)

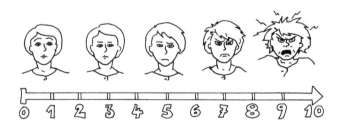

Abb. 3.8 Wut-Skala. (Eigene Darstellung)

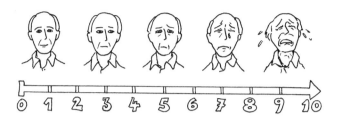

Abb. 3.9 Trauer-Skala. (Eigene Darstellung)

Eine Einschätzung der emotionalen Belastungen durch Angst, Wut und Trauer erlauben die folgenden drei Emotions-Skalen (Abb. 3.7, 3.8 und 3.9)

Darüber hinaus gibt es in der pflegerisch-therapeutischen Versorgung eine ganze Anzahl von Tests. Hierzu eine Aufzählung gängiger, standardisierten und validierten Instrumente: Geriatrisches Screening (Lachs et al. 1990), Selbstständigkeit: Barthel-Index (Mahoney und Barthel 1965), Kognition: Mini-Mental-Test (Folstein et al. 1975), Kognition: Uhrentest Watson et al. 1993), Depressivität: Geriatrische Depressionsskala (Heidenblut und Zank 2009; Yesavage et al. 1983), Soziale Situation (SoS) (Nikolaus et al. 1994), Mobilität und Sturzrisiko: Timed „Up & Go" (Podsiadlo und Richardson 1991), Motilitätstest: „Balance & Gait" (Tinetti 1986), Kraft: Handkraft (Philips 1986). Diese Instrumente können unter www.geriatrie-drg.de/dkger/main/agast angesehen werden.

Zusammenfassend lässt sich sagen, dass Case Manager*innen Informationen aus unterschiedlichen Quellen bekommen:

- Gespräche mit Patient*innen, Familienangehörigen, Freunden und Nachbarn sowie anderen professionellen Helfern
- Aufzeichnungen von Patient*innen, wie z. B. Notizen, Lebensereignisskala, Kalendereintragungen, Tagebücher oder durch moderne Aufzeichnungsgeräte, wie Diabetes-Knopf oder Fitness-Tracker
- Patientenakten, Befunde etc.
- Falldiskussionen mit anderen professionellen Dienstleistern
- Beobachtungen und Gesprächen (z. B. mit Hilfe einer Skala zur Bedeutung und Zufriedenheit der eigenen Lebensbereiche)

3.8   Übersicht über alle Instrumente des Assessments

Tab. 3.3 gibt noch einmal eine Übersicht über alle in diesem Kapitel vorgestellten Instrumente und nennt weiterführende Texte zu diesen Instrumenten.

Tab. 3.3 Übersicht der Assessment-Instrumente. (Eigene Darstellung)

Instrumente	Beschreibung	Kapitel im Buch	Weitere Quellen und Beispiele
Klienten-orientierte Gesprächs-führung	Übersicht über Gesprächsstile und deren Wirkungen	3.1	Weinberger (2013)
Beurteilungs-katalog	Fragen zur Selb-ständigkeit einer Person im Hinblick auf körperliche, geistige, psychische und soziale Anforderungen	3.2	
Netzwerkkarte	Die Netzwerkkarte zeigt im Mittelpunkt die Patient*in und um sie herum informelle und professionelle Helfende	3.3	
Mindmap Ressourcen	Eine bekannte Methode, um Gedanken und Bezüge aufzuschreiben und sichtbar zu machen Im Assessment können z. B. die Ressourcen eines Patienten als eigene Stärken (z. B. starker Wille, Zuver-sicht), materielle Sicherungen (z. B. gute Versicherung, keine Schulden), persön-liche Bindungen (z. B. mein Kind und meine Kollegen kümmern sich um mich) und formelle Hilfe (z. B. Pflege-dienst ist gut, Physio-therapeutin kommt regelmäßig), dargestellt werden	3.4	

(Fortsetzung)

Tab. 3.3 (Fortsetzung)

Instrumente	Beschreibung	Kapitel im Buch	Weitere Quellen und Beispiele
Lebensereignis-skala (LE-Skala)	Die Lebensereignisskala (LE-Skala) veranschaulicht Ereignisse, Entwicklungen, Gefühle und Muster in einem Lebenslauf Sie hat einen Zeitstrahl und zwei Seiten. Z. B. Daten des Lebenslaufs und Daten von Erkrankungen oder Aktivitäten. Auf diese Weise können Muster verdeutlicht werden	3.5	Kollak (2004, 2011, 2017, S. 44 ff.), Kollak & Schmidt (2023)
Erfassung subjektiver Lebensbereiche	Eine subjektorientierte Messung von Lebensqualität. Patient*innen nennen ihre persönlich wichtigen Lebensbereiche (z. B. Beruf, Gesundheit, Beziehungen). Mit Hilfe von Schulnoten (1 sehr gut bis 6 ungenügend) werden Zufriedenheit und Bedeutung dieser Lebensbereiche ermittelt	3.6	Holzhausen (2009) und Holzhausen et al. (2010, S. 201 ff.)
Emotions-Skalen Angst Wut Trauer	Skalen zur Einschätzung emotionaler Belastungen zu Angst, Wut und Trauer	3.7	

Die Ziel- und Hilfeplanung und deren Instrumente (Dritte Phase des Case Management Prozesses)

4

Inhaltsverzeichnis

In dieser dritten Phase geht es darum, einen Plan zu erstellen, der die individuellen Bedürfnisse einer Person möglichst vollständig aufnimmt und dabei das gesundheitliche, soziale und ökonomische Befinden berücksichtigt. Dieser Plan erkennt an, dass es neben den pflegerisch-medizinischen Bedürfnissen noch andere Bedürfnisse gibt, die das Wohlergehen eines Menschen wesentlich beeinflussen.

Die Informationen, die während des Assessment-Gesprächs gesammelt wurden, bilden die Grundlage der Hilfeplanung. Dabei ist es für eine genaue Planung wesentlich, zusammen mit den Patient*innen die Ziele zu besprechen und zu gewichten und

© Springer-Verlag GmbH Deutschland, ein Teil von Springer
Nature 2023
I. Kollak und S. Schmidt, *Instrumente des
Care und Case Management Prozesses,*
https://doi.org/10.1007/978-3-662-67051-4_4

sich über das bestehende Versorgungsnetzwerk zu verständigen, damit dieses gefestigt und ggf. ausgebaut werden kann.

Die Deutsche Gesellschaft für Care und Case Management schreibt 2020 zum Inhalt einer solchen Hilfeplanung:

> - Was sind langfristige und kurzfristige Ziele, die von der* Klient*in erreicht werden wollen?
> - Welche Maßnahmen müssen organisiert werden, um die Ziele zu erreichen?
> - Wer führt die Maßnahmen durch und ist wofür verantwortlich?
> - Wer ist für die Organisation und Kontrolle der Maßnahmen verantwortlich?
> - Wie ist die zeitliche Planung für die Umsetzung und Durchführung der Maßnahmen?
> - Welche Kosten entstehen und welche Leistungsträger sind beteiligt?

4.1   Ziel- und Hilfeplan

In der Fachliteratur finden sich sehr viele und unterschiedliche Begriffe zur Benennung von Versorgungszielen. Es gibt die Unterscheidung nach der Bedeutung: Haupt- und Nebenziele, nach der Dauer: Lang- und Kurzzeitzielen sowie nach Konkretionsgrad: Visionen und Ziele. Wir möchten hier die Begriffe Hauptziele und Handlungsziele vorschlagen. Hauptziele verweisen auf die angestrebte und gewünschte Lösung, wie z. B. die Erfüllung des Wunsches, bald nach Hause zu können. Handlungsziele verweisen auf die nächsten Schritte, die notwendig sind, um z. B. eine Akutsituation zu sichern, damit das Hauptziel, wieder sicher zu Hause zu sein, sobald wie möglich erreicht werden kann. z. B.: Die* Patient*in kann bis zum (Datum) wieder allein aufstehen und ins Bad gehen.

In folgendem Beispielvordruck für einen Ziel- und Hilfeplan benutzen wir die Begriffe Hauptziele und Handlungsziele

(Abb. 4.1). Hauptziele verweisen auf die angestrebte und gewünschte Lösung, z. B. Rückkehr in die eigene Häuslichkeit. Handlungsziele verweisen auf die nächsten Schritte, die notwendig sind, um z. B. eine Akutsituation zu sichern, damit das Hauptziel sobald wie möglich erreicht werden kann. z. B.: Die Patient*in kann bis zum (Datum) wieder allein aufstehen und ins Bad gehen.

Name Patient*in:				
Name Case Manager*in:				
Datum der Erstellung:				
Zusammenfassung der Hauptziele, die erreicht werden sollen: 1. 2. 3. 4.				
Hauptziele	Handlungsziele (SMART)	Verantwortlich für die Durchführung	Wer für die Kosten aufkommt	Bemerkungen
Datum zur Überprüfung der Planung:				
Ich habe den Ziel- und Hilfeplan verstanden und bin damit einverstanden. Unterschriften _____ Patient*in: _____ Case Manager*in: _____ Weitere Unterstützer*innen: _____				

Abb. 4.1   Ziel- und Hilfeplan. (Eigene Darstellung)

4.2   SMART-Formel

Hauptziele sollten zuerst formuliert und aufgeschrieben werden. Im zweiten Schritt sollten dann die dazu notwendigen Handlungsziele genannt werden. Diese sind klar und eindeutig zu benennen, damit ersichtlich wird wer was bis wann wie und evtl. mit wem macht. An dieser Stelle möchten wir gerne den Hinweis auf die SMART-Formel geben, die eine Formulierung von Handlungszielen erleichtert (Abb. 4.2).

Spezifisch	Ist das Ziel konkret und verständlich formuliert?
	Bsp.: Begutachtung durch den MDK bis zum (Datum) beantragen.
Messbar	Ist das Ergebnis messbar oder nachweisbar?
	Bsp.: Der diastolische Blutdruckwert sinkt durch die Medikamenteneinnahme bis zum (Datum) unter 90mmHg.
Akzeptabel	Wird eine Zielvereinbarung akzeptiert?
	Bsp.: Der Einweisung ins Krankenhaus am (Datum) wurde zugestimmt.
Realistisch	Ist ein Schritt realisierbar?
	Bsp.: Die Haushaltshilfe hat ab dem (Datum) Zeit, zweimal, statt bisher einmal pro Woche die Wäsche zu waschen.
Terminiert	Gibt es eine Zeitangaben, bis wann etwas erreicht werden soll?
	Bsp.: Die Stützgriffe über der Badewanne werden am kommenden Montag (Datum) von der Firma XYZ montiert.

Abb. 4.2 SMART- Beispiele für SMART-Formulierungen. (Eigene Darstellung)

4.3   Verständigung über die Mitwirkung

In welcher Weise und in welchem Umfang Klient*innen/ Patient*innen in der Lage und bereit sind, aktiv mitzuwirken, hat einen großen Einfluss auf den Verlauf des Case Management Prozesses. Wenn sich alle Beteiligten im Gespräch über die eigene Art und den Umfang der Mitwirkung verständigen, dient diese Klarstellung nicht nur der Selbstreflexion, sondern macht auch deutlich, wo es Übereinstimmung und Unterschiede in der Einschätzung der Situation, den anstehenden Aufgaben und die eigenen Mitwirkungsmöglichkeiten gibt. Überschätzt oder unterschätzt eine Person ihre Fähigkeiten und Möglichkeiten? Erwarten die Beteiligten zu viel oder zu wenig voneinander?

Zunächst ein Beispiel aus der multimodalen Therapie beim Alkoholentzug. Der graue Pfeil verdeutlicht, wie stark es auf die Mitwirkung der behandelten Person ankommt. Die Bandbreite reicht von einer minimalen Aktivität der regelmäßigen Tabletteneinnahme, über die Mitwirkung bei den angebotenen Therapien bis hin zum regelmäßigen Sport (s. Abb. 4.3)

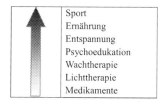

Abb. 4.3 Aktivitätsbereitschaft bei multimodaler Therapie (Kollak 2023, Abschn. 2.8)

Ein ähnliches Instrument können Case Manager*innen nutzen, um sich mit ihren Klient*innen/Patient*innen über die notwendige und wünschenswerte Mitwirkung im Case Management Prozess zu verständigen. Neben einer realistischen (Selbst-)Einschätzung macht dieses Instrument deutlich, wer welche Erwartungen hat. Eine solche Verständigung ermöglicht eine realistischere Planung und schützt vor Enttäuschungen.

Vorstellbar ist z. B., die notwendigen Aktivitäten des Case Management Prozesses zu besprechen, aufzulisten und dann einzuschätzen, wie hoch der Grad der Mitwirkung durch die Klient*in/Patient*in realistisch sein kann. Auch hier zeigt ein Pfeil den Grad der Mitwirkung (Abb. 4.4).

Beispiele für Anforderungen und Grad der Mitwirkung					
Termine einhalten					
Neue Medien nutzen					
Veränderungen mitteilen					
Tagebuch führen					
Telefonisch erreichbar sein					
usw.					

Abb. 4.4 Verständigung über den Grad der Mitwirkung. (Eigene Darstellung)

4.4   Protokollformular Helfer*innenkonferenz

Ziele sind positiv zu formulieren: Eine Patientin soll zu dem Zeitpunkt (Datum) wieder zu Hause wohnen, der Blutdruck eines Patienten soll bis (Datum) unter einem bestimmten Wert liegen usw. Eine praktische Unterstützung bietet das Protokoll für Helfer*innenkonferenzen. Vereinbarungen werden schriftlich festgehalten und dienen zur Erinnerung an übernommene Aufgaben und machen Veränderungen deutlich.

Das Protokollformular hilft bei der Aufzeichnung von Sitzungsergebnissen, erinnert an übernommene Aufgaben und ermöglicht eine Darstellung von Veränderungen und hilft bei der Anfertigung von Dokumentation und Endbericht (Abb. 4.5)

Name Patient*in:			
Name Case Manager*in:			
Datum der Helferkonferenz:			
Punkte, die besprochen werden TOP 1 TOP 2 TOP 3 TOP 4			
TOP	**Wichtige Ergebnisse**	**Wer verantwortlich ist**	**Bemerkungen**
TOP 1			
TOP 2			
TOP 3			
TOP 4			
Datum der nächsten Helferkonferenz:			
Ich habe o.g. Punkte verstanden und bin damit einverstanden. Unterschriften _____ Patient*in: _____ Case Manager*in: _____ Weitere Unterstützer*innen: _____			

Abb. 4.5 Protokollformular Helferkonferenz. (Eigene Darstellung)

4.5 Informationskette

Möglichst klare Formulierungen bilden den Ausgangs-
punkt für eine gelingende Kommunikation und die sich daran
anschließenden Handlungen. Wie viele Schritte von der
Information bis zur Handlung gelingen müssen, um ein verein-
bartes Ziel zu erreichen, zeigt die Informationskette. Wissen

und Können, aber auch Respekt und Motivation sind notwendig, damit Bedürfnisse oder Wünsche verstanden, als Ziele formuliert und durch Taten erfüllt werden können. Die Schritte sind: sprechen – hören – verstehen – einverstanden sein – handlungsfähig sein – handlungswillig sein (Abb. 4.6).

		gesagt
gesagt	ist nicht gleich	gehört
gehört	ist nicht gleich	verstanden
verstanden	ist nicht gleich	einverstanden
einverstanden	ist nicht gleich	handlungsfähig
handlungsfähig	ist nicht gleich	handlungswillig

Abb. 4.6   Informationskette. (In Anlehnung an Birker 2004, S. 25)

4.6   Veränderungsplan

Der Veränderungsplan hilft bei der Reflexion des eignen Verhaltens. Warum verhalte ich mich in einer bestimmten Weise? Welchen Nutzen sehe ich darin für mich und andere? Was passiert, wenn ich mein Verhalten ändere? Dieses Tool wurde zuerst in der Arbeit mit Menschen entwickelt, die nicht freiwillig an einer Beratung durch Sozialarbeiter*innen teilgenommen haben. Dass es auch im Kontext freiwilliger Zusammenarbeit im Case Management Prozess funktioniert, haben wir erprobt. Hier ist das abgewandelte Tool (Abb. 4.7 und 4.8).

	Für mich	Für _____ (Namen eintragen)
Vorteile	Der Pflegedienst kommt einmal am Tag, dann sehe ich wenigstens jemanden und bin nicht so allein.	Tochter Elisabeth: Ist etwas beruhigter, weil sie weiß, dass jeden Tag jemand nach mir sieht.
Nachteile	Ich könnte aber auch auf den Pflegedienst verzichten, wenn jemand kommt zum Vorlesen.	Tochter Elisabeth: Die Pflege ist ganz schön teuer und das Geld aus der Pflegeversicherung reicht kaum.

Abb. 4.7   Beispiel: Veränderungsplan. (Eigene Darstellung)

	Für mich	Für _____ (Namen eintragen)
Vorteile		
Nachteile		

Abb. 4.8 Vor- und Nachteile für das Verhalten

4.7 Reframing

Beim Reframing (Umdeuten oder Neubewertung) wird einem Geschehen oder einem Verhalten ein anderer Sinn gegeben, indem es in einem anderen Rahmen (engl. Frame) gestellt wird. Eine als negativ wahrgenommene Eigenschaft oder ein als negativ wahrgenommenes Geschehen bekommt in einem anderen Kontext eine andere Bedeutung. Dazu folgende Beispiele (Abb. 4.9).

Negativ wahrgenommene Eigenschaft oder als negativ wahrgenommenes Ereignis	Positive Umdeutung
Ich bin ungeduldig.	Ich habe vielseitige Interessen.
Ich habe kein Kleid beim Einkauf gefunden.	Ich habe Geld gespart.
Frau Meier benötigt immer so lang, um mit dem Essen fertig zu werden.	Frau Meier nutzt die Essenszeiten, um ihre sozialen Kontakte zu pflegen.

Abb. 4.9 Einige Beispiele fürs Reframing. (Eigene Darstellung)

4.8 Wunderfrage

Die Wunderfrage sowie das vorangegangene Reframing werden ausführlich in der systemischen Psychotherapie vorgestellt (von Schlippe und Schweitzer 2019). Sie motivieren, neue Perspektiven einzunehmen und über unterschiedliche Lösungen nachzudenken.

Die Wunderfrage wird langsam vorgetragen. Ganz bewusst werden Pausen eingesetzt. Sie wird durch die Case Manager*in wie folgt eingeleitet: „Angenommen, Sie kommen nach unserem

Treffen nach Hause, nach dem Essen werden Sie wahrscheinlich müde sein und Sie legen sich irgendwann schlafen. Während Sie schlafen, geschieht ein Wunder, und das Problem, das Sie hierhergeführt hat, ist gelöst. Da Sie geschlafen haben, wissen Sie nicht, dass dieses Wunder geschehen ist. Woran merken Sie, dass das Wunder wirklich geschehen ist? Was wird jetzt anders sein?"

Nach einer kurzen Pause, macht die Case Manager*in weiter mit Fragen:

- Woran merken andere Personen, dass dieses Wunder geschehen ist?
- Was werden die Personen Ihrer Umgebung sagen?
- Wer wird sich besonders überrascht zeigen, dass Ihr Problem gelöst ist?

4.9   Übersicht über alle Instrumente der Ziel- und Hilfeplanung

Tab. 4.1 gibt noch einmal eine Übersicht über alle in diesem Kapitel vorgestellten Instrumente und nennt weiterführende Texte zu diesen Instrumenten.

Tab. 4.1   Übersicht der Ziel- und Hilfeplanungsinstrumente. (Eigene Darstellung)

Instrument	Beschreibung	Kapitel im Buch	Weitere Quellen und Beispiele
Ziel- und Hilfeplan	Der Ziel- und Hilfeplan ist eine schriftliche Vereinbarung zwischen Patient*in und Case Manager*in sowie Personen aus dem Umkreis. Er hat die Form einer tabellarischen Übersicht und wird von allen Beteiligten unterzeichnet. Zur Aktualisierung wird ein Kontrolltermin vereinbart Sinnvoll ist die Aufteilung in: • Hauptziel • Handlungsziel • Verantwortliche Person für die Durchführung • Kostenübernahme • Bemerkungen	4.1	
SMART-Formel	Hilft dabei, Ziele spezifisch, messbar, akzeptabel, realistisch und terminiert zu formulieren	4.2	
Verständigung über die Mitwirkung	Aufgaben und die eigenen Mitwirkungsmöglichkeiten	4.3	
Protokollformular Helferkonferenz	Das Protokoll einer Helferkonferenz hält wichtige Entscheidungen fest und dokumentiert die Zuständigkeiten der Beteiligten Beschlüsse und Arbeitsaufgaben werden festgehalten Protokolle helfen bei der Anfertigung von Dokumentationen und Endberichte	4.4	Kollak (2017)

(Fortsetzung)

Tab. 4.1 (Fortsetzung)

Instrument	Beschreibung	Kapitel im Buch	Weitere Quellen und Beispiele
Informations-kette	Notwendige Schritte vom Hören über das Verstehen und Handeln	4.5	Birker (2004, S. 25)
Ver-änderungs-plan	Ist ein Tool aus der Sozialen Arbeit. Es ist auch im Pflegekontext einsetzbar und kann zur Verhaltens-änderung durch Wechsel der Perspektive und Reflexion des eigenen Verhaltens motivieren	4.6	Klug & Zobrist, (2021)
Reframing	Bei der Methode des Reframings (Umdeutung) wird einem Geschehen ein anderer Sinn gegeben, indem es in einem anderen Rahmen (engl. Frame) gestellt wird Eine als negativ wahr-genommene Eigenschaft „ich kann mich schwer entscheiden" wird im Kontext einer schwierigen Entscheidung positiv „Sie überlegen gründlich, bis Sie sich entscheiden"	4.7	Von Schlipp & Schweitzer (2019)
Wunderfrage	Die Wunderfrage ermöglicht Patient*innen in phantasie-voller Art ihre Denkweise zu ändern Sie ist unverbindlich (ein Wunder passiert, lässt sich denken oder nicht) und macht bewusst, dass auch Wunder machbar sind • Was würden Sie tun, wenn Ihr Problem verschwunden wäre? • Wer würde diese Ver-änderung bemerken? • Wer wird sich besonders überrascht zeigen, dass Ihr Problem gelöst ist?	4.8	Von Schlippe und Schweitzer (2019) Beispiele unter dem Stichwort Wunderfrage auf www.youtube.com

Umsetzung und Monitoring und deren Instrumente (Vierte Phase des Case Management Prozesses)

5

Inhaltsverzeichnis

Alle geplanten Handlungsschritte auszuführen, stellt die zentrale Aufgabe der vierten Phase im Prozess des Case Managements dar.

Der Begriff des Monitoring beschreibt, wie Case Manager*innen alle Hilfen, Dienst- und Serviceleistungen im Rahmen der Patientenversorgung begleiten, beobachten und überprüfen. Monitoring ist darum schwer durch nur einen der deutschen Begriffe zu übersetzen. Wir bleiben also beim Monitoring.

Alle im Versorgungsprozess beteiligten Laien und professionellen Helfer werden durch die Case Manger*innen

© Springer-Verlag GmbH Deutschland, ein Teil von Springer Nature 2023
I. Kollak und S. Schmidt, *Instrumente des Care und Case Management Prozesses,*
https://doi.org/10.1007/978-3-662-67051-4_5

beobachtet (was passiert), ggf. beraten (sind weitere Informationen oder Mittel notwendig) und kontrolliert (passiert das Gewünschte). Zu Beginn der gemeinsamen Arbeit im Netzwerk ist ein tägliches Monitoring notwendig. Wenn alles gut läuft, kann der Rhythmus geändert werden. Darüber sollten sich Patient*in und Case Manager*in verständigen.

Zentrale Fragen bei der Umsetzung und beim Monitoring
- Führt der Hilfeplan zu den gewünschten Zielen?
- Ist der Hilfeplan flexibel genug, wenn andere oder weitere Hilfen benötigt werden?
- Werden die Handlungsziele in der geplanten Zeit erreicht?
- Können Pflege und alle anderen Hilfen in der geplanten Zeit erbracht werden?
- Ist die Qualität der Hilfen gut genug, um die gewünschten Handlungsziel zu erreichen?
- Bekommen die Patient*innen die notwendige und erwünschte Pflege und Hilfe in der gewünschten Weise?
- Sind die Pflege sowie die anderen Hilfen angemessen, um das geplante Ziel zu erreichen?

5.1   Fallbesprechung

An Fallkonferenzen können Klient*innen/Patient*innen, Case Manager*innen, Leistungserbringende (Pflegedienst, Physiotherapie, Hausärzt*innen usw.) und Leistungsträger (z. B. Vertreter*in der Krankenversicherung) teilnehmen. Tagesordnung und Zeitplan (Dauer) sollten allen vorab bekannt sein. Ergebnisse, nächste Aufgaben und die jeweils Verantwortlichen sollten in einem Kurzprotokoll festgehalten werden (Abb. 5.1).

	Ergebnisse	Weitere Aufgaben und Verantwortliche
Name Patient*in:		
Name Case Manager*in:		
Datum der Fallbesprechung:		
Tagesordnung		
TOP 1		
TOP 2		
TOP 3		
TOP 4		
Verschiedenes		
TOP 1		
TOP 2		
TOP 3		
TOP 4		
Verschiedenes		
Datum der nächsten Fallbesprechung:		
Ich habe o.g. Punkte verstanden und bin damit einverstanden.		
Unterschriften		
Patient*in:		
Case Manager*in:		
Weitere Unterstützer*innen:		

Abb. 5.1 Fallbesprechungsprotokoll. (Eigene Darstellung)

5.2 Telefonnotizen

Das Monitoring kann in Form persönlicher Gespräche von Person zu Person oder im Telefonat erfolgen.

Telefonanrufe haben den Vorteil, dass sie bei älteren Patient/-innen am besten bekannt sind. Zudem geben sie einen Eindruck von der Stimmung und dem Befinden des zu Betreuenden. Notizen auf einem Vordruck ermöglichen eine schnelle Mitschrift (Abb. 5.2).

Name Anrufer*in:		
Telefonnummer:		
Datum des Telefonats:		
Besprochene Themen	Aufgaben (bis wann erledigt)	Verantwortliche
1		
2		
3		
4		
Datum des nächsten Telefonats:		

Abb. 5.2 Telefonnotiz. (Eigene Darstellung)

5.3   Videokonferenzen

Da auch ältere Menschen mit ihren Kindern und Enkeln über
Skype in Kontakt stehen, werden Videokonferenzen zunehmend
zu einem Instrument im Care und Case Management. Da Video-
konferenzprogramme (z. B. Skype, Big Blue Button, Zoom oder
Webex) häufig kostenlos und leicht handhabbar sind, eigenen
sie sich gut, da alle Beteiligten sich gegenseitig sehen können
(Abb. 5.3).
   Weitere technische Hilfen können sein:

- E-Mails
- SMS
- WhatsApp
- TeleCare (z. B. telemedizinische Angebote)
- Caring-TV (z. B. Austausch mit Peers und formellen Unter-
  stützer*innen über Videokonferenzprogramm)

Teilnehmer*innen:			
Datum der Videokonferenz:			
	Gesprächspunkte	Wer macht was?	Bis wann?
TOP 1			
TOP 2			
TOP 3			
TOP 4			
Datum des nächsten Videokonferenz:			

Abb. 5.3 Vordruck für ein Protokoll einer Videokonferenz. (Eigene Darstellung)

5.4 Tagebücher

Ein weiteres Mittel, das ein Monitoring ermöglicht, ist das Patiententagebuch. Es kann viele Formen haben und in vielerlei Hinsicht hilfreich sein. Es ist ein Instrument, das Krankenhäuser ihren Patient*innen nach der Entlassung anbieten. Damit fragen sie z. B. in der Nachsorge, gezielt nach der Entwicklung bestimmter Parameter/Symptome. Diese Parameter/Symptome sind in den vorgedruckten Tagebüchern aufgelistet. Patient*innen bewerten diese Symptome täglich nach dem aktuellen Schweregrad oder tragen ihre Messwerte ein. Das erleichtert die Gespräche über die Behandlung und deren Wirkungen und Nebenwirkungen und zeigt den Patient*innen auf, ob alles gut verläuft, eine Situation kritisch wird oder eine Kontaktaufnahme mit dem Krankenhaus notwendig ist (z. B. http://www.klinikum.uni-muenchen.de/Medizinische-Klinik-und-Poliklinik-III/download/inhalt/kmt/patiententagebuch_kmt.pdf) (Abb. 5.4, 5.5 und 5.6).

Uhrzeit	Blutzucker	Nahrung	Insulineinnahme	Probleme und Beobachtungen	Fragen an Case Manger/-in

Abb. 5.4 Vordruck eines Diabetes-Tagebuchs. (Eigene Darstellung)

Schmerz-Tagebuch

Uhrzeit _____

_____
                                              Nicht auszuhalten
Keine Schmerzen
Tabletteneinnahme ☐ ja ☐ nein

Welche: _____

Wie viel: _____

Versuchte Alternativen; (Ruhigstellung des Knies, leichtes Kreisen des Knies

oder Kühlung, Wärme, Teemischung usw.) _____

Wie oft: _____

Welche Wirkungen: _____

Fragen: _____

Abb. 5.5 Vordruck Schmerz-Tagebuch. (Eigene Darstellung)

	Datum 14.9.	Datum 15.9.	Datum	Datum	Datum	Datum	Datum
Gewohnheit eingehalten	Glas warme Milch	Lange gelesen und keine Milch getrunken					
Einschlafen	Sehr bald	2 Stunden wach gelegen					
Durchschlafen	Zweimal wach geworden	Zweimal wach geworden					
Aufwachzeit	30 Minuten vor dem Wecker	30 Minuten vor dem Wecker					
Medikament eingenommen	Nein	Nein					

Abb. 5.6 Vordruck Schlaf-Tagebuch. (Eigene Darstellung)

5.5 Aktualisierte Netzwerkkarte

Während der Planungsphase haben sich Patient*in und Case Manger*in über das bestehende Versorgungsnetz der Angehörigen und professionelle Helfer verständigt. Sie haben auch darüber gesprochen, in welcher Weise und durch wen dieses Versorgungsnetzwerk verstärkt werden muss. Dieses neue Netzwerk muss aufgebaut und stabilisiert, aber auch überprüft werden in der Phase der Umsetzung. Damit alle eine Übersicht über die helfenden Angehörigen und professionellen Helfer sowie über die Hilfen und Serviceleistungen haben, sollte eine Liste mit diesen Informationen angefertigt werden.

Netzwerkkarten sollten zu vereinbarten Zeiten aktualisiert werden. Neue Kontakte werden in einer anderen Farbe eingetragen. Beendete Dienste werden ausgekreuzt (durchgestrichen). Damit bleibt die Netzwerkkarte übersichtlich, Veränderungen sind markiert (Abb. 5.7).

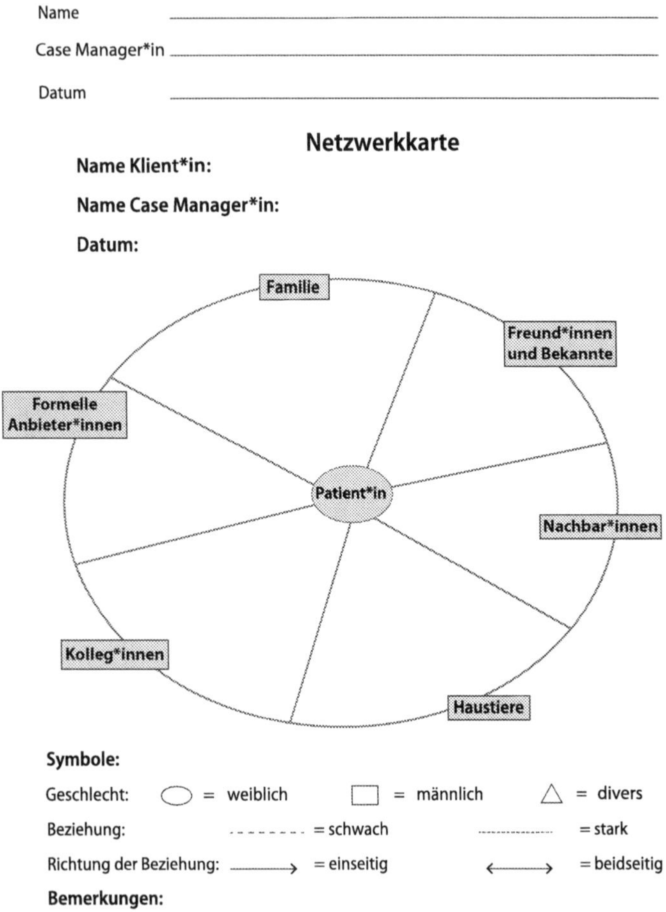

Name _____

Case Manager*in _____

Datum _____

Netzwerkkarte

Name Klient*in:

Name Case Manager*in:

Datum:

Symbole:

Geschlecht: ⬭ = weiblich   ⬜ = männlich   △ = divers

Beziehung: - - - - - - - = schwach   ·············· = stark

Richtung der Beziehung: ⟶ = einseitig   ⟷ = beidseitig

Bemerkungen:

Abb. 5.7 Aktualisierte Netzwerkkarte. (Eigene Darstellung)

5.6   Erweiterte Ziel- und Hilfeplanung

Es erspart den Case Manager*innen viel Zeit und erhöht gleich-
zeitig die Übersicht, wenn beim Ziel- und Hilfeplan gleich eine
Spalte fürs Monitoring angelegt wird. Wie das aussehen kann,
zeigen wir an folgendem Beispiel (Abb. 5.8):

Hauptziele	Handlungsziele	Verantwortliche Person macht was bin wann	Monitoring
Herr Bacewicz kann sich wieder möglichst uneingeschränkt bewegen	Herr Bacewicz bekommt täglich Physiotherapie	Die CM hat die Termine bereits vereinbart, ein Taxi holt ihn täglich ab	Die CM ruft ihn an (Termin) und fragt nach dem Verlauf der 1. ambulanten Physio
	Er macht täglich dreimal seine Übungen	Er führt ein Tagebuch und schreibt alle Zeiten und Übungen auf	Die CM sieht sich beim 1. Hausbesuch Übungen und Tagebuch an

Abb. 5.8 Ziel und Hilfeplan plus Monitoring (Kollak und Schmidt, 2023, Kap. 8)

5.7 Checklisten

In dieser Phase können auch größere Veränderungen anstehen. Dazu zählen sicherlich der Umzug in ein Pflegeheim oder die Beauftragung eines Pflegedienstes. Zu beiden Themen haben wir Checklisten erstellt.

Hier das Beispiel einer ausgefüllten Checkliste zur eigenen Wohnung, die als Grundlage für die Auswahl einer betreuten Wohnung dienen kann (Abb. 5.9 und 5.10).

Was ist mir wichtig an meiner aktuellen Wohnung?	
Größe	Ich wohne auf 70 qm. Kleiner geht es auch. Mind. 20 qm finde ich aber notwendig.
Lage	Ich wohne in einem ruhigen Stadtteil und würde am liebsten dort bleiben. Es gingen noch die Stadtteile X auch Y.
Preis	Aktuell zahle ich 850 Euro Miete, habe Pflegegrad 2 (689 Euro für Sachmittel) sowie 1.400 Euro Rente. Bei Mehrkosten muss ich meine Kinder belasten. Darum suche ich nach einem Angebot fürs betreute Wohnen mit einem Eigenanteil bis 2.000 Euro.
Nachbarschaft	Meine Nachbarin ist sehr nett und hilfsbereit. Es wäre toll, wenn sie mich leicht erreichen könnte, um mich zu besuchen.
Zugang	Meine Wohnung liegt im Erdgeschoss. Ich benötige einen Aufzug oder ein ebenerdiges Wohnangebot.
Anbindung öff. Nahverkehr	Die Bushaltestelle liegt vor meinem Haus. Das finde ich gut und wünsche es mir auch im Pflegeheim so.
Erreichbarkeit für Besucher (Familie, ehem. Kollegen...)	Die Kinder finden leicht einen Parkplatz oder kommen mit dem Rad. Das sollte so bleiben, wenn möglich.

Abb. 5.9 Checkliste zur eigenen Wohnung. (Eigene Darstellung)

Welches Betreute Wohnen erfüllt die meisten der oben genannten Kriterien?				
	Betreutes Wohnen 1	Betreutes Wohnen 2	Betreutes Wohnen 3	Betreutes Wohnen 4
Zuverlässigkeit				
Freundlichkeit				
Fachverstand und Spezialisierung (z.B. geriatrische Versorgung, alternative Medizin usw.)				
Bezugspflege (wer kommt zu meiner Versorgung du wie oft wechselt die Person)				
Care und Case Management				
Preis				

Abb. 5.10   Checkliste Betreutes Wohnen. (Eigene Darstellung)

Folgende Kriterien haben wir uns beispielhaft als Hilfe für die Auswahl eines Pflegedienstes ausgedacht. Sie können dabei helfen, einen passenden Pflegedienst zu finden (Abb. 5.11 und 5.12).

Was ist mir wichtig an einem Pflegedienst?	
Zuverlässigkeit	Ich bin selber nicht so pünktlich und habe Zeit. 30 Minuten Toleranz kann ich aufbringen – solange ich meine Medikamente selber einnehmen kann. Wenn es später wird, möchte ich angerufen werden.
Freundlichkeit	Die Leute, die mich besuchen und pflegen, sollten nett sein und für meine Probleme Gehör haben.
Fachverstand und Spezialisierung (z.B. geriatrische Versorgung, alternative Therapie usw.)	Mein Diabetes belastet mich. Der Pflegedienst sollte sich mit Diabetes-Patient*innen auskennen. Ich habe nie gerne Tabletten genommen. Jetzt sind einige notwendig. Für alternative Therapie und Medikamente bin ich offen.
Bezugspflege (wer kommt zu meiner Versorgung du wie oft wechselt die Person)	Ich weiß, dass Leute krank sind und Urlaub haben. Ich fände es aber gut, wenn nicht jeden Tag jemand anderes meine Pflege übernähme. Schön wäre eine Bezugspflege, die ab und zu mal unterbrochen wird.
Care und Case Management	Da ich nicht mehr so mobil bin, fände ich gut, wenn der Pflegedienst mehrere Aufgaben für mich managen könnte.
Preis	Ich habe Pflegegrad 3 und kann 600 Euro zusätzlich bezahlen.

Abb. 5.11   Checkliste zu Pflegediensten allgemein. (Eigene Darstellung)

Welche Einrichtung erfüllt die meisten der oben genannten Kriterien?				
	Pflegeheim 1	Pflegeheim 2	Pflegeheim 3	Pflegeheim 4
Größe				
Lage				
Preis				
Nachbarschaft				
Zugang				
Anbindung öff. Nahverkehr				
Erreichbarkeit für Besucher (Familie, ehem. Kollegen…)				

Abb. 5.12   Checkliste Pflegeheime im Vergleich. (Eigene Darstellung)

5.8   Stärkung und Belohnung

Belohnungen motivieren. Das ist die grundlegende Idee dieses Vorgehens. Patient*in und Case Manager*in besprechen was bis wann erreicht werden soll. Ist ein solcher Meilenstein geschafft, kann sich die Patient*in belohnen. Die Frage ist: Was würde mich erfreuen? Womit kann ich mich belohnen? (Abb. 5.13)

- Wenn ich das Ziel (kurz beschreiben) _____ erreicht habe,

- belohne ich mich mit (kurz beschreiben) _____ .

Abb. 5.13   Belohnungsvereinbarung. (Eigene Darstellung)

5.9   Übersicht über alle Instrumente der Umsetzung und des Monitorings

Tab. 5.1 gibt noch einmal eine Übersicht über alle in diesem Kapitel vorgestellten Instrumente und nennt weiterführende Texte zu diesen Instrumenten.

Tab. 5.1 Übersicht der Instrumente für Umsetzung und Monitoring. (Eigene Darstellung)

Instrument	Beschreibung	Kapitel im Buch	Weitere Quellen und Beispiele
Fall-besprechungs-protokoll	Fallbesprechungen machen unterschiedliche Perspektiven deutlich Teilnehmer können sein: Patient*in, Case Manager*in, Leistungs-erbringer und Leistungs-träger Thema, Ablauf und Zeit sollten vorher allen Beteiligten bekannt sein Ergebnisse und Absprachen werden protokolliert	5.1	Muster unter www.pqsg.de/ seiten/openpqsg/ hintergrund-fall-besprechung.htm
Protokoll Tele-fonnotizen	Kurze Anrufe bei älteren Patient*innen benötigen wenig technischen Aufwand und erlauben Fragen und Nachfragen. Sie geben einen Eindruck von der Stimmung und dem Befinden des zu Betreuenden Notizen auf einem Vor-druck ermöglichen eine schnelle Mitschrift	5.2	
Protokoll Video-konferenz	Videokonferenz-programme (z. B. Skype) sind häufig kostenlos und geeignet, um schnell in Kontakt zu treten. Sie sind leicht handhabbar und haben den Vorteil, sich gegenseitig sehen zu können. Sie können zwei und mehrere Personen und Gruppen einbeziehen	5.3	Formen innovativer Online-Beratung unter www.zqp. de

(Fortsetzung)

Tab. 5.1   (Fortsetzung)

Instrument	Beschreibung	Kapitel im Buch	Weitere Quellen und Beispiele
Tagebücher	Ein Tagebuch dokumentiert die Entwicklung bestimmter Symptome und deren Schweregrad (z. B. Schmerzen) oder Gesundheitsparameter (z. B. Glucose- oder Blutdruckwerte). Auch Zufriedenheit und Wirkung bestimmter Leistungen können aufgenommen werden Angewendet werden kann ein Patiententagebuch • bei bestimmten Erkrankungen (für Blutzucker- und Blutdruckwerte), • bei Schmerzen (Intensität und Lokalisation), • zur Dokumentation der Unterstützung pflegerischer Hilfe (z. B. durch Freunde, Angehörige)	5.4	Kollak (2017 Kap. 7), Kollak & Schmidt (2023)
Aktualisierte Netzwerkkarte	Die Netzwerkkarte muss ständig aktualisiert werden im Hinblick auf Personen und Organisationen, die neu in das Netzwerk gekommen sind und solche, die das Netzwerk verlassen haben. Der Abgleich erfolgt im Gespräch zwischen Patient*innen und Case Manager*innen	5.5	

(Fortsetzung)

Tab. 5.1 (Fortsetzung)

Instrument	Beschreibung	Kapitel im Buch	Weitere Quellen und Beispiele
Erweiterte Ziel- und Hilfeplanung	Ergänzungen zum Monitoring	5.6	
Checklisten	Mithilfe einer Check-liste machen sich Patient*innen zunächst deutlich, was sie an der eigenen Wohnung schätzen und welche Kriterien ein Pflege-heim erfüllen sollte. Dann besuchen sie und ein*e Case Manager*in Einrichtungen, um das Angebot und dessen Qualität einschätzen zu können. Ihre Beobachtungen tragen sie in die Checkliste ein. Checklisten können auch für die Auswahl eines Betreutes Wohnens oder eines Pflegedienstes hilf-reich sein	5.7	Checkliste Zentrum für Qualität in der Pflege: www.zqp.de und Leitfaden www.pflege-charta.de
Stärkung und Belohnung	Patient*in und Case Manager*in besprechen was bis wann erreicht werden soll (Meilen-steine) und wie eine Belohnung dafür aussehen könnte. Motivationsfördernde verstärkende Wirkung	5.8	Beispiele und Arbeitsblätter in Klug & Zobrist (2021)

Die Evaluation und deren Instrumente (Fünfte Phase des Case Management Prozesses)

6

Inhaltsverzeichnis

In Prozessen zu arbeiten, ist allgemein geläufig. Viele kennen aus dem Qualitätsmanagement das „Check – Plan – Do – Act". In der Pflege gibt es den Pflegeprozess mit „Problem – Diagnose – Ziele – Maßnahmen – Evaluation", um an dieser Stelle Beispielmodelle zu nennen. Obwohl alle Phasen zum Prozess gehören, fällt häufig die Evaluation weg. Um dem vorzubeugen und zum Evaluieren zu ermutigen, möchten wir eine Reihe von Instrumenten vorstellen, die eine Evaluation erleichtern.

Denn erst eine Evaluation bringt zutage, ob und wie wirkungsvoll eine Versorgung und die die dazugehörige Netzwerkarbeit waren, um die Hauptziele zu erreichen. Dazu sollten

© Springer-Verlag GmbH Deutschland, ein Teil von Springer Nature 2023
I. Kollak und S. Schmidt, *Instrumente des Care und Case Management Prozesses*,
https://doi.org/10.1007/978-3-662-67051-4_6

die Patient*innen, die informellen und professionellen Helfer folgende Fragen beantworten:

- Wie zufrieden sind alle mit dem Case Management insgesamt?
- Welche Ziele wurden im Case Management Prozess erreicht?
- Was hat gut, weniger gut oder schlecht funktioniert?
- Was haben die Einzelnen in der Zusammenarbeit gelernt?
- Waren die eingesetzten Instrumente hilfreich?
- Wie geht es nach dem Abschluss des Case Management Prozesses weiter?

Diese Überlegungen sind in mehrfacher Weise hilfreich: Zuerst, um die Versorgung der Patient*innen zu sichern. Dann aber auch, um Erkenntnisse und Erfahrungen für zukünftige Kooperationen festzuhalten, d. h., z. B. festzuhalten, wer sich als verlässliche Partner*innen und verlässliche Partnerorganisation bewährt haben. Nicht zuletzt helfen reflektierte Antworten bei der Entscheidung, ab wann Patient*innen die Steuerung des Versorgungsprozesses übergeben werden kann. Denn das Ziel des Care und Case Management Prozesses ist erreicht, wenn alles gut läuft und die Case Manager*innen nicht mehr benötigt werden.

6.1 Abschlussgespräch

In diesem Gespräch geht es um die subjektive Zufriedenheit der Klient*innen/Patient*innen. Mithilfe von Fragen ermitteln Case Manager*innen, welche Anteile des Case Management Prozesses gut gelaufen sind, welche Verbesserungsmöglichkeiten gesehen werden. Darüber hinaus sollten alle Beteiligten die Gelegenheit bekommen, frei über alles, was die Zusammenarbeit betrifft, sprechen zu können. Im Folgenden ein Vordruck, der ein Abschlussgespräch strukturieren hilft (Abb. 6.1).

Datum:				
Teilnehmende:				
Themen	Zufriedenheit mit der Situation zu diesem Thema	Was ist gut gelaufen?	Was sollte verbessert werden?	Weitere Anmerkungen
Unterschriften				
Patient*in:				
Case Manager*in:				
Weitere Unterstützer*innen:				

Abb. 6.1 Vordruck für ein Abschlussgespräch. (Eigene Darstellung)

6.2 Zufriedenheitsbefragung

Wenn die Zeit knapper ist oder von den Klient*innen/ Patient*innen nur wenige Aspekte angesprochen werden, können Case Manager*innen auch einen Vordruck nutzen, der mehrere Gesichtspunkte eines guten Case Managements abfragt. Die befragte Person (oder mehrere befragte Personen) kreuzt die Smileys an, die zutreffen (Abb. 6.2).

Gesichtspunkte	☺	☹	☻
	stimmt genau	nicht immer	gar nicht
Durch das Case Management habe ich mich sicher gefühlt.	☺	☹	☻
Die notwendigen Unterstützungsangebote konnte ich aktiv mitgestalten.	☺	☹	☻
Meine Entscheidungen wurden respektiert.	☺	☹	☻
Meine Wünsche und Vorlieben wurden beachtet.	☺	☹	☻
Das Case Management hat meine Selbstständigkeit gefördert.	☺	☹	☻
Ich habe die Beratung kompetent erlebt.	☺	☹	☻
Den Zeitraum des Case Managements empfand ich angemessen.	☺	☹	☻
Ich konnte meine Case Manager*in schnell erreichen.	☺	☹	☻
usw.			
Ich möchte noch sagen, dass …			

Abb. 6.2 Zufriedenheitsbefragung. (Eigene Darstellung)

6.3   Veränderungen subjektiver Lebensbereiche

An dieser Stelle kommen wir noch einmal auf die Bewertung der subjektiven Lebensbereiche zurück (s. Kap. 3). Die Skala, die im Rahmen des Assessments ausgefüllt wurde, wird neu ausgefüllt. Dann werden die Resultate beider Befragungen miteinander verglichen. Deutlich können Verbesserungen und noch bestehende Probleme abgelesen werden.

Wir wollen nun die statistische Auswertung des Instruments darstellen, die Martin Holzhausen (2009, Holzhausen et al. 2010) entwickelt hat.

Das Instrument kann eine wertvolle Unterstützung für das Qualitätsmanagement sein, weil sich Erfolge der Arbeit im Care und Case Management abbilden lassen. Darum lohnt ein erneuter Blick auf das Instrument, dessen Anwendung bereits im Assessment und Monitoring nützlich ist. Zunächst werden *qualitative* Daten zu Lebensbereichen, deren Zufriedenheit und Wichtigkeit ermittelt.

Krankenkassen, Klinikbetreiber und private Anbieter, die das Care und Case Management finanzieren, interessieren oftmals auch *quantitative* Daten, die den Nutzen des Care und Case Management abbilden. Darum ist es nützlich, die Lebensbereiche aus dem Instrument zu quantifizieren. Es werden keine »neuen« Daten erhoben, sondern ein bereits genutztes Instrument weiter ausgewertet.

Aus den genannten Lebensbereichen wird am Ende ein Gesamtscore gebildet *(quantitativ)*. Er kann zwischen 1 (geringe Lebensqualität) und 6 (hohe Lebensqualität) liegen. Eine hohe subjektiv empfundene Lebensqualität zeigt sich demzufolge durch einen hohen Gesamtscore (Abb. 6.3).

	Lebensbereich	Zufriedenheit						Wichtigkeit					
1		1	2	3	4	5	6	1	2	3	4	5	6
2		1	2	3	4	5	6	1	2	3	4	5	6
3		1	2	3	4	5	6	1	2	3	4	5	6
4		1	2	3	4	5	6	1	2	3	4	5	6
5		1	2	3	4	5	6	1	2	3	4	5	6
6		1	2	3	4	5	6	1	2	3	4	5	6
7		1	2	3	4	5	6	1	2	3	4	5	6

Abb. 6.3 Erfassung subjektiver Lebensbereiche (Holzhausen (2009) und Holzhausen et al. (2010, S. 201 ff.)

Zur Berechnung des Gesamtscore sind fünf Schritte notwendig:

1. Die einzelnen Zahlenwerte (mehrstufige Antwortskala von 1–6) der Zufriedenheit und der Wichtigkeit werden umskaliert. Das bedeutet, dass aus einer »1« eine »6« wird, eine »2« wird eine »5« usw.

Die erhobenen Zahlenwerte für Zufriedenheit und Wichtigkeit werden umskaliert

	1	2	3	4	5	6
	6	5	4	3	2	1

2. Zeile für Zeile: Pro Lebensbereich werden diese »neuen« (umskalierten) Werte von Zufriedenheit und Wichtigkeit miteinander multipliziert, sodass für jeden Lebensbereich ein Wert aus Zufriedenheit*Wichtigkeit entsteht (Abb. 6.4).

	Lebensbereich	Zufriedenheit						Wichtigkeit						neu
1	Meine Gesundheit	1	2	3	4	5	6 (=1)	1 (=6)	2	3	4	5	6	1*6=6
2	Meine Familie	1	2	3	4	5 (=2)	6	1 (=6)	2	3	4	5	6	2*6=12
3	Mein Beruf	1	2	3	4	5 (=2)	6	1	2 (=5)	3	4	5	6	2*5=10
4	…													
5	…													
6	…													
7	…													

Abb. 6.4 Umskalierte Werte von Zufriedenheit und Wichtigkeit werden mulitipliziert

3. Diese »neuen« (umskalierten) Werte werden anschließend aufsummiert (Abb. 6.5).
4. Spalte Wichtigkeit: Nun werden die »neuen« (umskalierten) Werte der Spalte Wichtigkeit aufsummiert (Abb. 6.6).
5. Die Summe aus dem dritten Schritt (28) wird geteilt durch die Summe des vierten Schritts (17), sodass sich im Beispiel

	Lebensbereich	Zufriedenheit						Wichtigkeit						
1	Meine Gesundheit	1	2	3	4	5	6 (= 1)	1 (= 6)	2	3	4	5	6	1*6=6
2	Meine Familie	1	2	3	4	5 (= 2)	6	1 (= 6)	2	3	4	5	6	2*6=12
3	Mein Beruf	1	2	3	4	5 (= 2)	6	1	2 (= 5)	3	4	5	6	2*5=10
4	...													
5	...													
6	...													
7	...													
													neu	6+12+10 =28

Abb. 6.5 Umskalierte Werte werden aufsummiert

(28/17) ein Gesamtscore der Lebensqualität von 1,65 ergibt, also eine geringe Lebensqualität.

Für die Auswertung lässt sich eine Exceltabelle nutzen.

Wird das Instrument im Assessment, im Monitoring und in der Evaluation eingesetzt, kann abgebildet werden, ob es in der subjektiven Einschätzung der Patient*innen zur Lebensqualität eine Veränderung gibt.

	Lebensbereich	Zufriedenheit						Wichtigkeit						
1	Meine Gesundheit	1	2	3	4	5	6 (=1)	1 (=6)	2	3	4	5	6	1*6=6
2	Meine Familie	1	2	3	4	5 (=2)	6	1 (=6)	2	3	4	5	6	2*6=12
3	Mein Beruf	1	2	3	4	5 (=2)	6	1	2 (=5)	3	4	5	6	2*5=10
4	…													
5	…													
6	…													
7	…													
									neu: 6+6+5=17					=28

Abb. 6.6 Umskalierte Werte der Wichtigkeit werden aufsummiert

6.4 Notfallplan

Es ist sinnvoll, die Patient*innen in der letzten Phase des Case Management Prozesses an die Übernahme der Steuerungsaufgaben heran zu führen. Das Netzwerk und alle Beteiligten sollten mit ihren Aufgaben und Kontaktdaten immer auf den neusten Stand gebracht werden. Zusätzliche Sicherheit ist gegeben, wenn Patient*in und Case Manager*in sich darüber verständigen, wie im Notfall ein Kontakt schnell wieder hergestellt werden kann (Abb. 6.7).

Name Patient*in:	
Name Case Manager*in::	
Datum der Erstellung:	
Mit wem kann ich im Notfall Kontakt aufnehmen?	
1. Name	Telefonnummer
2. Name	Telefonnummer
3. Name	Telefonnummer
Erneute Kontaktaufnahme durch Case Manager*in (Datum):	
Unterschriften	
Patient*in:	
Case Manager*in:	

Abb. 6.7 Notfallplan. (Eigene Darstellung)

6.5 Entpflichtung und Beendigung des Case Managements

Mit einer Vereinbarung eröffnet und mit einer Vereinbarung schließt der Case Management Prozess. In der Regel endet das Case Management, wenn die vereinbarten Ziele erreicht wurden. Doch auch vorzeitige oder einseitige Auflösungen sind möglich und sollten dokumentiert werden (Abb. 6.8).

Name, Vorname   _____

Adresse   _____

Geburtsdatum   _____

Case Manager*in   _____

Das Case Management wird beendet, weil: (bitte ankreuzen und ergänzen)
☐ folgende mit der Patientin/dem Patient vereinbarten Ziele nicht erreicht wurden

_____

_____

_____

☐ es zu Vertragsverletzungen gekommen ist (Gründe angeben)

_____

_____

☐ ich, _____ (Name) das Case Management beenden möchte
        (Gründe angeben)

_____

_____

☐ wir das Case Management in beidseitigem Einvernehmen beenden wollen
  (Gründe angeben)

_____

_____

Das Case Management/der Case Manager ist auch nach Beendigung des Case
Managements erreichbar. Die Erreichbarkeiten sind im Notfallplan geregelt.

_____   _____
Datum, Unterschrift Patient*in   Datum, Unterschrift Case Manager*in

Abb. 6.8 Entpflichtungsvereinbarung. (Eigene Darstellung)

6.6   Fünf-Finger-Methode

Die Arbeit von Case Manger*innen zielt darauf ab, sich am
Ende überflüssig zu machen. Das ist leicht einzusehen, wenn

ein Fall tatsächlich abgeschlossen wird (durch Gesundung, Job-vermittlung, finanzielle Sicherung usw.). Die professionelle Steuerung eines Care und Case Management Prozesses endet aber auch, wenn z. B. Patient*innen die Steuerung nach einer Weile selbst übernehmen können. Dazu müssen Case Manager*innen lernen, einen Fall abzuschließen und loszulassen. Das fällt nicht immer leicht.

Die Fünf-Finger-Methode soll diesen Lösungsprozess unterstützen und einen einfach zu strukturierenden Rückblick auf den Verlauf des Case Management Prozesses ermöglichen. Jeder Finger steht für eine Qualität der Beurteilung.

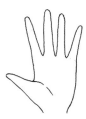

Daumen: Zustimmung
Was ist gut im Care und Case Management Prozesses gelaufen?
Der nach oben zeigende Daumen ist allgemein als Symbol für Zustimmung bekannt.

Zeigefinger: Merke!
Was habe ich im Verlauf des Care und Case Management Prozesses gelernt? Was habe ich bemerkt? Was will ich weiter so machen?
Der aufgerichtete Zeigefinger steht für „Achtung!", „auf-gepasst!" oder „merke!".

Mittelfinger: Ablehnung
Was war nicht gut oder hat mir nicht gefallen im Verlauf des Care und Case Management Prozesses?
Der gestreckte Mittelfinger als Geste der Ablehnung ist so verbreitet, dass keine Erklärung dazu notwendig ist.

Ringfinger: Beziehung
Was hat meine Kooperationsfähigkeit im Care und Case Management Prozess verbessert?
Der Ringfinger trägt Freundschafts-, Verlobungs- oder Ehering, die als Symbole für Beziehungen stehen.

Kleiner Finger: zu kurz gekommen
Was kam im Care und Case Management Prozess zu kurz? Was wünsche ich mir in Zukunft mehr?
Der kurze Finger steht für alles, was zu kurz gekommen ist.
Dieses methodische Reflektieren ist unkompliziert und effektiv, weil das Instrument immer zur Hand ist. Die Fünf-Finger-Methode hilft, das Wesentliche eines Falls zu erfassen und sich zu merken. Diese Reflexionsmethode ist auch nach Sitzungen, Schulungen oder Arbeitstagen anwendbar und nützlich.

6.7   Stärken-Schwächen-Profil

Im Rahmen der Evaluation können sich Case Manager*innen selbstreflexiv fragen, wo die eigenen Stärken und Schwächen liegen und in welcher Weise sie den abzuschließenden Fall positiv oder negativ beeinflusst haben. Es geht um persönliche Erfahrungen, Eindrücke und Gefühle, wie bspw. gut der Klient*in/Patient*in zugehört und entsprechend gehandelt zu haben, im Aushandeln mit der Krankenversicherung nicht entschieden genug vorgegangen zu sein oder einen Vorgang besonders gut nachvollziehbar dokumentiert zu haben. Die Idee dahinter ist, im Sinne einer Lösungsorientierung herauszufinden, was gut funktioniert, um mehr davon machen zu können, aber auch herausfinden, was nicht gut funktioniert und besser in Zukunft etwas anderes stattdessen zu machen (s. Kap. 1, Abb. 1.1).
Die Abb. (6.9) gibt Beispiele für ein Stärken und Schwächen Profil. An folgenden drei Kategorien wir beispielhaft die Selbstreflexion dargestellt: Verhalten gegenüber Klient*innen/Patient*innen, administrative Fähigkeiten, Zusammenarbeit mit

Verhalten gegenüber Klient*innen/Patient*innen						
Offen						Verschlossen
Zugewandt						Abweisend
Sensibel						Abgestumpft
Ruhig						Hektisch
Administrativen Fähigkeiten						
Gut dokumentiert						Schlecht dokumentiert
Instrumente genutzt						Instrumente nicht genutzt
Pünktlich						Unpünktlich
Gut vorbereitet						Schlecht vorbereitet
Netzwerkarbeit						
Entschieden						Unentschlossen
Kooperativ						Unkooperativ
Unbeschwert						Bekümmert
Mutig						Ängstlich

Abb. 6.9 Stärken-Schwächen-Profil. (Eigene Darstellung)

anderen Leistungserbringern. Ebenso ließe sich evaluieren, ob die in der Weiterbildung neu erlernte Gesprächsführung eingesetzt werden konnten, ob neue Medien genutzt wurden, ob die Zusammenarbeit mit einer bestimmten Person funktioniert oder nicht und woran es lag usw.

6.8 APOX-Technik

Idealerweise sind alle Case Manager*innen aufmerksam, ausgeglichen, zugewandt, erfolgreich usw. Ebenso freuen sich ideale Klient*innen/Patient*innen über die Anstrengungen ihrer Case Manager*innen, informieren und unterstützen sie, bedanken sich usw. Schön wär's, aber das ist nicht die Realität. Klient*innen/Patient*innen können einen auf die Palme bringen, manchmal braucht es gar keine Mithilfe, weil gerade die eigene Stimmung auf einem Tiefpunkt ist.

Das kann alles vorkommen, sollte aber das eigene professionelle Handeln nicht untergraben. Jede*r kennt sicher eine Person im eigenen Umfeld, die immer höflich und korrekt bleibt. Diese Person könnte ein Vorbild sein. Vorbilder gibt es auch in bestimmten Berufsgruppen, wie z. B. Flugbegleiter*innen, aber auch Friseur*innen, Kosmetiker*innen und andere Dienstleistende. Auf Dauer ist Klient*innen/ Patient*innen ein höflich-distanziertes Verhalten lieber, als z. B. eine nicht vorhersehbare Mischung aus mal total aufmerksam und nett und mal rüde und unfreundlich. Wer ein Care und Case Management benötigt, hat genug Probleme und kann nicht noch Nachsicht für gestressten Case Manager*innen aufbringen.

Es gibt viele Methoden, um mit den eigenen Emotionen besser umgehen zu können. Bei dem hier vorgestellten Instrument geht es um eine Methode die Menschen hilft, die sich eher schnell aus der Fassung bringen lassen und leicht aufbrausen. In unserem Buch Fallübungen Care und Case Management haben wir am Ende jeder Case Management Phase Beispiele dafür genannt, was möglicherweise schief gehen kann. Im Kapitel über die Ziel- und Hilfeplanung (s. Kollak und Schmidt 2023, Abschn. 3.3) geht es z. B. um Klient*innen/ Patient*innen, die sich wiederholt nicht an Absprachen halten. Ein solches Verhalten nervt. Da kann einem der Kragen platzen. Aber wie oft folgt ein schlechtes Gewissen auf eine solche emotionale Szene. Das ist auch nicht schön.

Um nicht aufzubrausen, Stress zu bekommen und am Ende noch mit einem schlechten Gewissen dazustehen, wurde die APOX-Technik entwickelt. Diese funktioniert wie folgt (Abb. 6.10):

A = Aufmerksamkeit
Ich spüre die Wut in mir und akzeptiere das. Ich höre auf, mich dafür schuldig zu fühlen.
P = Pause
Ich zähle bis 10, entspanne mich und kontrolliere die Situation.
O = Optionen
Ich stelle mir Antworten/Verhaltensweisen und deren Konsequenzen vor und wähle aus.
X = Expression
Ich drücke mich in der von mir gewählten Weise aus/verhalte mich in der gewählten Weise.

Abb. 6.10   APOX-Technik (Kollak 2023, Abschn. 5.8)

6.9   Abschlussbericht

Für Case Manager*innen ist es nützlich, einen kurzen Bericht zu verfassen, um Besonderheiten, neue Netzwerkpartner, Einschätzungen der Effektivität usw. festzuhalten. Mithilfe eines solchen Berichts lässt sich ein Fall in einer Notsituation schnell wieder aufgreifen. Neue Netzwerkpartner oder neue Instrumente lassen sich in einem solchen Bericht festhalten, um jederzeit wieder eingesetzt werden zu können.

Ein Abschlussbericht gibt Auskunft über die geleistet Arbeit, ermöglicht eine erneute Aufnahme des Falls und unterstützt die Weiterentwicklungen der Instrumente (Tools und Strategien) (Abb. 6.11).

Punkte für einen Abschlussbericht:

- Angaben zu den pseudonymisierten Daten der Patientin (Geschlecht, Alter, Familienstand, Pflegegrad, Hauptdiagnosen, regionale Herkunft)
- Art der Kontaktaufnahme zum Case Management
- Personeller und zeitlicher Einsatz der Case Managerin/des Case Mangers (z.B. Anzahl und Dauer der Hausbesuche, Hospitationen, Gespräche, Zeiten für Vor- und Nachbereitungen)
- Angaben zu Kontaktarten und verwendete Methoden während der Fallbegleitung (z.B. Face-to-face-Kontakte, Skypen, Tagebuch)
- Maßnahmen, die zu einem erfolgreichen Abschluss des Case Management Prozesses geführt haben
- Erfahrungen der Kommunikation mit Leistungsanbietern und Leistungserbringern
- Aussagen zu Stärken und Schwächen im Versorgungssystem
- Reflexion von Versorgungslücken, die bei der Organisation von Hilfen aufgefallen sind und wie diese durch bestehende Dienste ausgefüllt werden können.
- Daten für die Sozialraumplanung (z.B. Indikatoren zur Darstellung sozialer Strukturen, Lebensqualität, Selbstständigkeit)
- Zahlen zu Krankheitskosten

Abb. 6.11   Punkte zur Strukturierung des Abschlussberichts. (Eigene Darstellung)

6.10   Übersicht über alle Instrumente der Evaluation

Tab. 6.1 gibt noch einmal eine Übersicht über alle in diesem Kapitel vorgestellten Instrumente und nennt weiterführende Texte zu diesen Instrumenten.

Tab. 6.1 Übersicht der Evaluationsinstrumente (Eigene Darstellung)

Instrument	Beschreibung	Kapitel im Buch	Weitere Quellen und Beispiele
Abschluss-gespräch	Ermöglicht eine Evaluation des gesamten Case Managements. Alle Beteiligten werden ein-bezogen. Themen sind • Zufriedenheit mit dem Case Management • positive Erfolge und Ergebnisse, die für zukünftige Fälle genutzt werden können • Dinge, die weniger gut gelungen sind • Bewertung von Arbeits-techniken Das Abschlussgespräch kann auch in Form einer Videokonferenz statt-finden. Das Gespräch wird protokolliert.	6.1	DGCC (2020)
Zufriedenheits-befragung	Standardisierter Frage-bogen mit offenen und geschlossenen Fragen zur Zufriedenheit von Patient*innen und weiteren Beteiligten zu den erbrachten Leistungen sowie zu Verbesserungs-vorschlägen.	6.2	Muster unter www.pqsg. de/seiten/ openpqsg/hinter-grund-kunden-zufriedenheit2. htm

(Fortsetzung)

Tab. 6.1 (Fortsetzung)

Instrument	Beschreibung	Kapitel im Buch	Weitere Quellen und Beispiele
Veränderungen subjektiver Lebensbereiche	Im Assessment wurde dieses Instrument bereits beschrieben. Am Ende des Case Management Prozesses gibt die befragte Person eine erneute Wertung ab. Veränderungen werden deutlich und lassen sich reflektieren.	6.3	Holzhausen (2009) und Holzhausen et al. (2010, S. 201 ff.)
Notfallplan	Ein Notfallplan umfasst Personen und deren Kontaktdaten, die jederzeit erreichbar sind. Zudem können Patient*in und Case Manager*in noch einen Termin zur Kontaktaufnahme nach einem längeren Zeitraum vereinbaren.	6.4	Kollak & Schmidt (2023)
Beendigung des Case Managements, Entpflichtungs-vereinbarung	In dieses Formular sollten folgende Inhalte aufgenommen werden: • Namen von Patient*in und Case Manager*in • Gründe für die Beendigung des Case Managements • Hinweis auf Ent-pflichtung der* Case Manager*in von der Fallverantwortung • Unterschrift und Datum von Patient*in und Case Manager*in	6.5	DGCC (2020), Kollak & Schmidt (2023)

(Fortsetzung)

Tab. 6.1 (Fortsetzung)

Instrument	Beschreibung	Kapitel im Buch	Weitere Quellen und Beispiele
Fünf-Finger-Methode	Mithilfe dieser Methode wird in der Phase der Evaluation ein strukturierter Rückblick auf den Verlauf des Case Management Prozesses vorgenommen. Jeder Finger steht für eine Qualität der Beurteilung.	6.6	
Stärken-Schwächen-Profil	Selbstreflexives Fragen, wo die eigenen Stärken und Schwächen liegen und in welcher Weise sie den abzuschließenden Fall positiv oder negativ beeinflusst haben.	6.7	Kollak (2023)
APOX-Technik	Hilfreiche Methode, die Menschen hilft, die sich eher schnell aus der Fassung bringen lassen und leicht aufbrausen.	6.8	Kollak (2023)
Abschluss-bericht	Ein Abschlussbericht macht Arbeitsaufwand, Arbeitsweisen, Stärken und Schwäche im Prozessablauf transparent. Im Bericht werden bspw. Zugang zum Case Management, erbrachte Leistungen, genutzte Arbeitstechniken und Versorgungslücken dokumentiert.	6.9	DGCC (2020)

Adressen

Deutsche Gesellschaft für Care und Case Management e. V.
c/o FH Münster/SW
Friesenring 32
48147 Münster
Tel.: +49 (0) 1522 868 22 80
Fax: +49 (0) 251 8 36 57 52
Homepage: www.dgcc.de

Österreichische Gesellschaft für Care und Case Management (ÖGCC)
Gruberstraße 77
4021 Linz, Österreich
Tel.: +43 5 78 07 – 10 23 11
Fax: +43 5 78 07 – 66 10 23 00
E-Mail: office@oegcc.at
Homepage: www.oegcc.at

Netzwerk Case Management Schweiz
c/o Hochschule Luzern – Soziale Arbeit
Postfach 2945
Werftestrasse 1
6002 Luzern, Schweiz
Tel. +41 41 367 48 57
E-Mail: info@netzwerk-cm.ch
Homepage: www.netzwerk-cm.ch

© Springer-Verlag GmbH Deutschland, ein Teil von Springer Nature 2023 105
I. Kollak und S. Schmidt, *Instrumente des Care und Case Management Prozesses*, https://doi.org/10.1007/978-3-662-67051-4

Kuratorium Deutsche Altershilfe
Regionalbüro Berlin
Michaelkirchstraße 17
10179 Berlin, Deutschland
Regionalbüro Köln
Gürzenichstraße 25
50667 Köln, Deutschland
Tel.: +49-30-2218-2980 (Zentrale)
Fax: +49-30-2218-298-66
E-Mail: info@kda.de
Homepage: www.kda.de

COMPASS Private Pflegeberatung GmbH
Gustav-Heinemann-Ufer 74 C
50968 Köln, Deutschland
Tel.: +49 221 933 32 -0 (keine Pflegeberatung)
Fax: +49 221 933 32 -500
E-Mail: info@compass-pflegeberatung.de
Servicenummer für kostenlose Pflegeberatung +49 800 101 88
00 (Mo-Fr 8:00-19:00 Uhr, Sa 10:00-16:00 Uhr)
Homepage: www.compass-pflegeberatung.de

Literatur

Assessment AG (Hrsg) (1997) Geriatrisches Basisassessment: Handlungsanleitungen für die Praxis, 2. aktualisierte. Medizin, München

Bielau F, Richter A (2015) Die Arbeitsbedingungen von Case Managerinnen und Case Managern. Eine quantitative Arbeitssituationsanalyse von Absolventinnen und Absolventen der Weiterbildung Care und Case Management in humandienstlichen Arbeitsfeldern aus der Alice Salomon Hochschule. Bachelorarbeit

Birker K (2004) Betriebliche Kommunikation, 3. Aufl. Cornelsen, Berlin, S 25

Bundesministerium für Gesundheit, Bundesministerium der Justiz und für Verbraucherschutz, Der Beauftragte der Bundesregierung für die Belange der Patientinnen und Patienten sowie Bevollmächtigter für Pflege (Hrsg) (2014) Informiert und selbstbestimmt. Ratgeber für Patientenrechte. http://www.bmjv.de/SharedDocs/Downloads/DE/Broschueren/DE/Ratgeber_fuer_Patientenrechte.pdf?__blob=publicationFile. Zugegriffen: 12. Juni 2015

Cesta TG, Tahan HM (2017) The case manager's survival guide: winning strategies in the new healthcare environment, 3. Aufl. Destech Pubns Inc., Pennsylvania

Chmiel C, Birnbaum B, Gensichen J, Rosemann T, Frei A (2011) Das Diabetes-Ampelschema – Entwicklung eines Instruments für das häusliche Case Management bei Patienten mit Diabetes mellitus. Praxis 100(24):1457–1473

CMSA – Case Management Society of America (2022) Standards of practice for case management. https://cmsa.org/sop22/. Zugegriffen: 21. Jan. 2023

Deutsche Gesellschaft für Palliativmedizin e. V., Deutscher Hospiz- und Palliativverband e. V., Bundesärztekammer (2020) Charta zur Betreuung schwerstkranker und sterbender Menschen in Deutschland. https://www.charta-zur-betreuung-sterbender.de/files/dokumente/2020_Charta%20Broschuere_Stand_Jan2020.pdf. Zugegriffen: 21. Jan. 2023

© Springer-Verlag GmbH Deutschland, ein Teil von Springer Nature 2023   107
I. Kollak und S. Schmidt, *Instrumente des Care und Case Management Prozesses*, https://doi.org/10.1007/978-3-662-67051-4

DGCC – Deutsche Gesellschaft für Care und Case Management (Hrsg) (2020) Case Management Leitlinien – Rahmenempfehlungen, Standards und ethische Grundlagen. Medhochzwei, Heidelberg

DNQP – Deutsches Netzwerk für Qualitätsentwicklung in der Pflege (Hrsg) (2019) Expertenstandard Entlassungsmanagement in der Pflege, 2. Aktualisierung. Hochschule Osnabrück

Folstein MF, Folstein SE, McHugh PR (1975) "Mini-mental state". A practical method for grading the cognitive state of patients for the clinician. J Psychiatr Res 12(3):189–198

Heidenblut S, Zank S (2009) Entwicklung eines neuen Depressions-screenings für den Einsatz in der Geriatrie. Die „Depression-im-Alter-Skala" (DIA-S). Z Gerontol Geriatr (43)3:170–176

Holzhausen M (2009) Lebensqualität multimorbider älterer Menschen. Konstruktion eines neuen individualisierten Messverfahrens. Huber, Bern

Holzhausen M, Kuhlmey A, Martus P (2010) Individualized measurement of quality of life in older adults: development and pilot testing of a new tool. Eur J Aging 7(3):201–211

Kollak I (2004) Lebensläufe sichtbar machen. Biographisches Arbeiten mit Mitteln der optischen Veranschaulichung. Pflege & Gesellschaft 9(1):12–14

Kollak I (2012a) Kultur. Pschyrembel Pflege, 3. Aufl. De Gruyter, Berlin, S 509–511

Kollak I (2012b) Migration. Pschyrembel Pflege, 3. Aufl. De Gruyter, Berlin, S 557–559

Kollak I (2017) Schreib's auf! Besser dokumentieren in Gesundheits-berufen, 2. Aufl. Springer, Berlin

Kollak I (2023) Komplementäre Therapien bei Depression. Fallgeschichten und Möglichkeiten der Selbstsorge. Hogrefe, Göttingen

Kollak I, Schmidt S (2016) Was wird aus weitergebildeten Case Managerinnen und Case Managern? Eine empirische Verbleibstudie der Alice Salomon Hochschule Berlin. Case Management 13(4):172–175

Kollak I, Schmidt S (2023) Fallübungen Care und Case Management, 3. Aufl. Springer, Berlin

Klug W, Zobrist P (2021) Motivierte Klienten trotz Zwangskontext. Tools für die Soziale Arbeit, 3. Aufl. Reinhardt, München und Basel

Lachs MS, Feinstein AR, Cooney LM Jr, Drickamer MA, Marottoli RA, Pannill FC, Tinetti ME (1990) A simple procedure for general screening for functional disability in elderly patients. Ann Intern Med 112(9):699–706

Lucht MJ, Hoffmann L, Freyberg H, John U (2011) SMS und auf-suchende Hilfen. In: Müller M, Bräutigam B (Hrsg) Hilfe, sie kommen! Systemische Arbeitsweisen im Aufsuchenden Kontext. Carl Auer, Heidelberg, S 208–215

Mahoney FI, Barthel DW (1965) Functional evaluation: The Barthel Index. Md State Med J 14:61–65

Nikolaus T, Specht-Leible N, Bach M, Oster P, Schlierf G (1994) Social aspects in diagnosis and therapy of very elderly patients. Initial experiences with a newly developed questionnaire within the scope of geriatric assessment. Z Gerontol 27(4):240–245

Phillips P (1986) Grip strength, mental performance and nutritional status as indicators of mortality risk among female geriatric patients. Age Ageing 15(1):53–56

Podsiadlo D, Richardson S (1991) The timed „Up & Go“: a test of basic functional mobility for frail elderly persons. J Am Geriatr Soc 39(2):142–148

Tinetti ME (1986) Performance-oriented assessment of mobility problems in elderly patients. J Am Geriatr Soc 34(2):119–126

Von Schlippe A, Schweitzer J (2019) Systemische Interventionen, 4. Aufl. UTB, Göttingen

Watson Y, Arfken CL, Birge SJ (1993) Clock completion: an objective screening test for dementia. J Am Geratr Soc 41(11):1235–1240

Weinberger S (2013) Klientenzentrierte Gesprächsführung. Eine Lern- und Praxisanleitung für helfende Berufe, 14. Aufl. Beltz, Weinheim

Yesavage JA, Brink TL, Rose TL, Lum O, Huang V, Adey M, Leirer VO (1983) Development and validation of a geriatric depression screening scale: a preliminary report. J Res 17(1):37–49

Stichwortverzeichnis

© Springer-Verlag GmbH Deutschland, ein Teil von Springer Nature 2023   111
I. Kollak und S. Schmidt, *Instrumente des Care und Case Management*
Prozesses, https://doi.org/10.1007/978-3-662-67051-4

Printed in the United States
by Baker & Taylor Publisher Services